“十二五”国家重点图书出版规划项目

中医优势治疗技术丛书

◆ 总主编 周 然 张俊龙

药 茶

主编 贺文彬
编者 温智林 刘 根

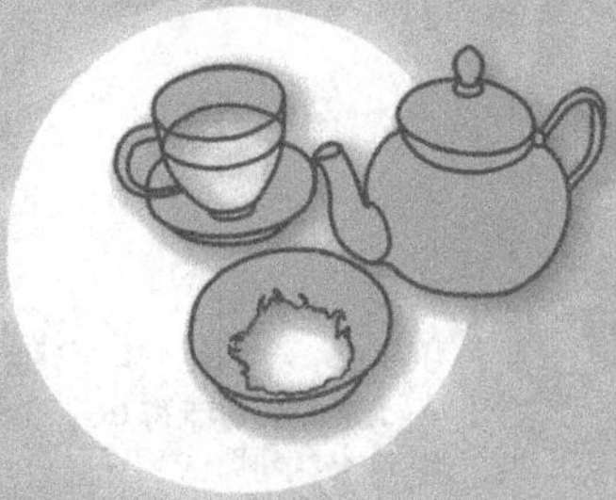

科学出版社
北 京

内 容 简 介

药茶技术是中医独具特色的优势技术，具有简便易行、经济实用的特点。既可治疗疾病，又可强身保健。本书力求重点突出，简便实用，主要介绍了药茶技术的基本知识、操作方法及在几种代表性疾病中的具体运用和注意事项。本书所载治疗技术患者须在医生指导下应用，切勿自行服用。

本书图文并茂，深入浅出，可供广大基层医生临床阅读，也可供适宜人群参考。

图书在版编目(CIP)数据

药茶／贺文彬主编．—北京：科学出版社，2014.4

（中医优势治疗技术丛书/周　然，张俊龙总主编）

ISBN 978-7-03-039741-6

Ⅰ．药…　Ⅱ．贺…　Ⅲ．茶剂-食物疗法　Ⅳ．R247.1

中国版本图书馆 CIP 数据核字（2014）第 023283 号

责任编辑：郭海燕　刘　亚　曹丽英／责任校对：宣　慧

责任印制：吴兆东／封面设计：王　浩

绘图：北京眺艺企业形象策划工作室

科学出版社 出版

北京东黄城根北街 16 号

邮政编码：100717

http://www.sciencep.com

天津市新科印刷有限公司印刷

科学出版社发行　各地新华书店经销

*

2014 年 4 月第　一　版　开本：720 × 1000　1/16

2025 年 9 月第十一次印刷　印张：7

字数：129 000

定价：36.00 元

（如有印装质量问题，我社负责调换）

《中医优势治疗技术丛书》总编委会

总 前 言

中医学历经几千年的发展，形成了独特的理论体系和完善的治疗技术体系。其治疗技术体系大体分为两类，一为遣方用药。它被作为中医治疗疾病的主体方法。时至今日，我们中医临床工作者诊疗疾病多处方开药，人民群众也多选择服用汤丸膏散等内服药物祛病疗疾。概因理法方药为中医辨证论治体系的高度概括。二为中医优势技术。翻开一部中医学的发展简史，我们不难看到，人们在经历了长期的无数次实践以后，早在新石器时代，就已经会运用针法、灸法、按摩术、止血法这些原始的、朴素的、简单的医疗技术。从砭石到九针，从针刺到药物贴敷，从神农尝百草到丸散膏丹汤饮酒露的制剂技术，从推拿正骨手法到小夹板的应用，这些都是时代的创造、医家的发明，都是当时社会发展条件下的医学领域的领先技术。经过历代医家的不懈努力和探索，这些技术内容丰富、范围广泛、历史悠久，体现了其临床疗效确切、预防保健作用独特、治疗方式灵活、费用比较低廉的特点，传承着中医学的精髓和特色。

这些优势技术或散见于民间，或零散于古籍记录，或濒临失传，面临着传承和弘扬的两大难题。2009 年，国务院出台的《关于扶持和促进中医药事业发展的若干意见》中就强调指出："老中医药专家很多学术思想和经验得不到传承，一些特色诊疗技术、方法濒临失传，中医药理论和技术方法创新不足。"也有专家痛心疾首地指出，"近年来，中医药特色优势淡化，手法复位、小夹板等'简、便、验、廉'的诊疗手段逐渐消失或失传。"由此可见，传承、发展并不断创新中医技术迫在眉睫、刻不容缓。

近年来的医改实践证明，中医药在满足群众医疗保健需求、减缓医药费用上涨、减轻患者和医保负担等方面发挥了很好的作用，缓解了群众看病就医问题，放大了医改的惠民效果。人民群众对中医药感情深厚、高度信赖，中医药作为一种文化已经深深地渗入中国百姓的日常生活当中。中医的一些技术特别是非药物方法，普通百姓易于接受、也易于掌握使用，可获得性强，适用于广大人民群众的养生保健和疾病治疗，很多人自觉不自觉地运用中医药的理念和优势技术进行养身健体、防治疾病。

传承和发展中医药技术是每一名中医药人的使命担当。正如国医大师邓铁涛教授所说：“中医之振兴，有赖于新技术革命；中医之飞跃发展，又将推动世界新技术革命”。我们山西中医学院将学科发展的主攻方向紧紧锁定中医药技术创新，不断深化学科内涵建设，凝练学科研究方向，组建优势技术创新研发团队，致力于中医药技术的研究、开发、规范制定和应用推广，以期推动中医药技术的创新和革命，为人民群众提供更多的中医药技术储备和技术应用。

因此，我们组织既有丰富临床经验，又有较高理论素养的专家学者，编写了这套《中医优势治疗技术丛书》。丛书以中医优势治疗技术为主线，依据西医或中医的疾病分类方法，选取临床上常见病、多发病为研究对象，突出每一种优势技术在针对这些常见病、多发病治疗时的操作规程，旨在突出每一项技术在临床实践中的知识性、实用性和科学性。

这套丛书既是国家“十二五”科技支撑计划分课题“基层卫生适宜技术标准体系和评估体系的构建及信息平台建设研究和示范应用”、国家中医药管理局重点学科“中医治疗技术工程学”和山西省特色重点学科“中医学优势治疗技术创新研究”的阶段性研究成果，也是我们深入挖掘、整理中医药技术的初步探索，希望能够指导基层医疗卫生机构和技术人员临床操作，方便中医药技术爱好者和家庭自疗者参考使用。

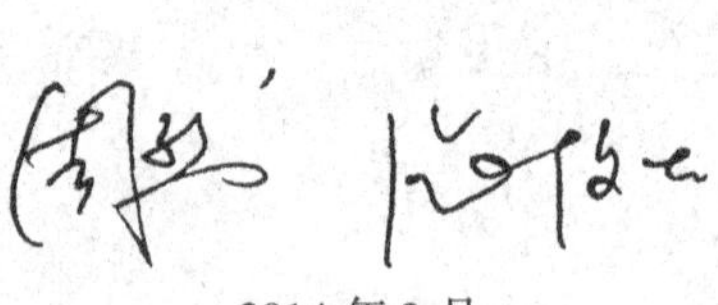

2014年3月

目　录

上　篇　药茶技术概论

下 篇 药茶技术的临床应用

上篇

药茶技术概论

1 药茶技术的学术源流

1.1 药茶的起源

药茶是我国传统医学宝库中一个重要组成部分，是中华民族的宝贵遗产。它是祖国劳动人民在长期的生活生产实践中，反复提炼而成的智慧结晶。其独特疗效经受了千百年的实践验证，为广大劳动人民的身体健康做出了不可磨灭的贡献。

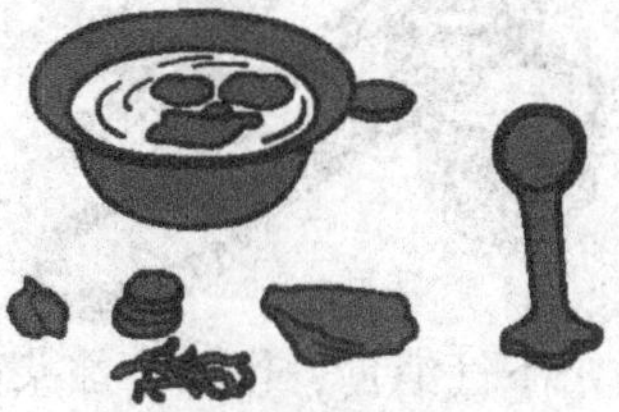

1.2 药茶的药用价值

迄今为止，茶叶被发现具有多种治疗功效，茶又称苦菜，首次出现于我国现存最早的药学专著《神农本草经》，其中对茶的功用就有明确的记载："茶味苦寒，久服安心，益气，明目，益思，少卧，耐老，轻身。""神农尝百草，一日遇七十二毒，得茶而解之"，这句话讲述了一个典故：神农氏为了帮助人们摆脱疾病的痛苦，亲自体验百草的药性，结果一天之内中毒七十二种，最后毒性发作，晕倒在一棵茶树旁，在意识还算清醒的时候，他用尽最后一点力气把落在地上的茶树叶子放到嘴里，结果没过多久，茶叶就把他身上的毒奇迹般地解掉了。这个富有神话色彩的故事说明了茶具有解毒的功效。西汉壶居士在《食忌》中所说："苦茶，久食羽化。"东汉时期，医圣张仲景在《伤寒杂病论》中记述有"茶治便脓血甚效"的说法。三国时期，神医华佗在《食论》中写下了"苦茶久食益思"，指出饮茶具有醒脑提神的作用。晋代张华在《博物志》也同样有"饮真茶，令人少眠"的说法。梁代陶弘景在《杂录》中载有"苦茶能轻身换骨，昔丹丘子黄君服之"。唐代杰出的医学家陈藏器在《本草拾遗》中给予茶叶很高的评价，认为茶叶"上通天境，下资人伦，诸药为百病之药，茶为万病之药"。此外，历代医家对茶的药用功效都有各自的使用心得和评价，在此不再逐一列举。

1.3 药茶的产生

古人在发现茶可药用的基础上，充分利用了茶叶的各种优点，创立了种类丰富、疗效明确的药茶。药茶的组成演化成三种形式：①单用茶叶；②茶药并用；③以药代茶。

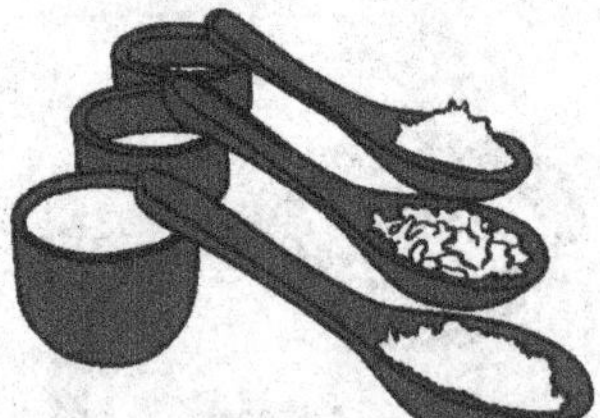

最早记载药茶方剂的是三国时期张揖所著的《广雅》："荆巴间采茶作饼成米膏出之。若饮，先炙令赤，……其饮醒酒。"此方具有配伍、服法与功效，当属于药茶方剂无疑。盛唐时期，在苏敬等编写的《唐本草》中云："茶味甘苦，微寒无毒，主瘘疮，利小便，去痰热渴，主下气，消宿食。……下气消食，作饮，加茱萸、葱、姜良。"王焘在《外台秘要》中载有"代茶新饮方"，此方由生干地黄、麦冬、葳蕤、枸杞、茯苓、薏苡仁、通草等药物组成，并详细论述了药茶的制作和饮用方法："右十四味，并拣择，各别捣，以马尾罗筛之，搅令匀调，重筛，务令相入，不令偏，并别取臼中捣……，任随时取足，煎以代茶。"由此开创了药茶制作的先河。在《千金要方》和《千金翼方》中亦能体现出药茶开始作为一种重要的治疗手段，药王孙思邈曾在食治节中称茶"令人有力，悦志"，并载有"蔷薇根茶"、"单煮茶"等10首药茶方。孟诜的《食疗本草》中也有"枸杞代茶煮汁饮之益阳事"、"桑叶代茶饮之止渴"等记载。

1.4 成品药茶的出现

宋代官修大型方书《太平圣惠方》于淳化三年正式发行，其第九十七卷中的药茶诸方一节，收录药茶方剂八首：葱豉茶方，治伤寒头痛壮热；石膏茶方，治伤寒头痛烦热；薄荷茶方，治伤寒鼻塞头痛烦躁；硫黄茶方，治宿食冷气及止泻痢；槐芽茶方，治肠风；萝藦茶方，治风及气补暖；皂荚芽茶方，治肠风，兼去脏腑风湿；石楠芽茶方，治风补暖。由宋代太医局编成的《和剂局方》中也有专门章节介绍药茶，名方川芎茶调散位列其中，此方可称得上是较早出现的成品药茶。宋徽宗时期汇编的方书《圣济总录》吸收了大量的民间验方和名家秘方，其中也有药茶应用的实践总结。

1.5 茶疗法的发展

宋代以后，药茶疗法进入了快速发展期。元代邹铉在《寿亲养老新书》中录有预防和治疗老年疾病的两首茶方，并详细介绍了两首药茶方剂的组成和功效，如“食治老人热风下血、明目益气、除邪治齿痛、利脏腑顺气，槐茶方，……每日煎如茶法，服之恒益，除风尤佳”；“食治老人风冷痹，筋脉缓急，苍耳茶方。……常服，极至风热明目”。书中还记载了干荔枝茶、柏汤茶、试茶、香茶的制备方法。元代饮膳太医忽思慧在《饮膳正要》中较为集中地记载了不同种类药茶的制备，如香茶的制作方法：“白茶（一袋）、龙脑成片者（三钱）、百药煎（半钱）、麝香（二钱），同研细，用香粳米熬成粥，和成剂，印作饼”；玉磨茶的制作方法：“玉磨茶备上等紫笋五十斤，筛筒净，苏门炒米五十斤，筛筒净，一同拌和匀，入玉磨内，磨之成茶……”。书中还特别叙述了各种药茶总的性味和功效：“凡诸茶，味甘苦微寒，无毒。去痰热，止渴，利小便，消食下气，清神少睡。”元代纱图穆苏撰著的《瑞竹堂经验方》一书中载有治痰喘病的药茶方：“治喘咳，喉中如锯，不能睡卧。好茶末一两，白僵蚕一两为末，放碗内，倾沸汤一小盏，用盏盖定，临卧温服，又米白糖一斤，猪板油四两，雨前茶二两，水四碗，先将茶煎至二碗半，再将板油去膜切碎，连苦茶、米糖同下，熬化听用。白滚汤冲数匙服之，消痰止渴。”除此之外，吴端的《日用本草》和王好古的《汤液本草》中都对药茶的主治功效有所提及。

明代《普济方》中专门设立“药茶”一篇，载录了宋代《太平圣惠方》的药茶八首，全面继承了前代宝贵的医学财富。《韩氏医通》中首次记载了具有清热化瘀和益血脉功效的“八仙茶”方。八仙茶由赤小豆、松子仁、炒白盐、泡干姜、净小茴香、净花椒、净脂麻、胡桃等食材和调味品加细茶配制而成。李时珍在《本草纲目》中载有多首药茶方，如龙芽茶、清气化痰茶、祛寒止咳茶、醋面茶、车前子茶、将军茶、僵蚕良姜茶等，其全面地论述了各种药茶的主治和功用。

至清代，茶疗法广受青睐，有关药茶的典籍层出不穷，药茶疗法日渐成熟。陆廷灿的《续茶经》、刘源长的《茶史》二卷、清初三大医家之一张璐的《本经逢原》、汪昂的《本草备要》、黄宫绣的《本草求真》、王士雄的《随息居饮食谱》、沈金鳌的《沈氏尊生书》、黄伯雄的《食鉴本草》、赵学敏的《本草纲目拾遗》等书均有药茶方的记载。这些流传下的经典茶方为研究和整理药茶提供了宝贵的文献资料。

1.6 鲜为人知的宫廷茶疗

药茶不仅服用方便而且疗效明确，它具有中药汤剂不具有的诸多优点。正是这些优点使药茶更容易走进王宫贵族的生活。元代时供皇室饮用的药茶品种已经很多，如枸杞茶、炒茶、女须儿、西香茶、川茶、藤茶、夸茶、玉磨茶、金字茶、孩儿茶、紫笋雀舌茶、燕尾茶及温桑茶等。到了清代，药茶疗法在宫廷中广为流行，在《御香缥纱录》中记载了慈禧御用的美容药茶方“慈禧珍珠茶”。在《慈禧光绪医方选议》中出现多首代茶饮，如八味代茶饮、平肝清热代茶饮、生津代茶饮、滋胃和中代茶饮、清热理气代茶饮、清热化湿代茶饮、清热养阴代茶饮、清热代茶饮、安神代茶饮、平胃代茶饮、和脾代茶饮、利咽代茶饮和清肝聪耳代茶饮等，由此可知药茶已成为清代宫廷医学的组成部分。

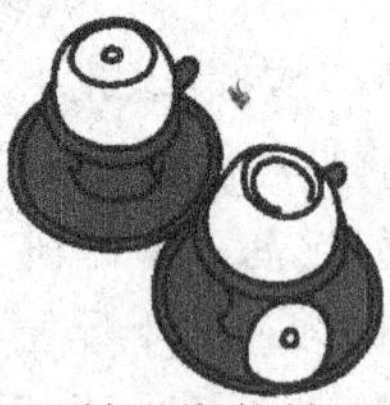

1.7 现代茶疗研究的成果与进展

随着时代的变迁，药茶的保健治疗作用日益受到人们的关注。新中国成立后，在中医药现代化的大背景下，药茶作为一种保健治疗手段逐渐引起了医学界的重视。在国家的鼓励下，不少企业相继推出了种类丰富、剂型繁多的药茶产品。许多优秀的成品药茶家喻户晓，如午时茶、天中茶、减肥茶、神农茶、乌药茶、雪茶、甘露茶、紫茶、千金茶、润喉茶、苦丁茶等。药茶产品或采用滤泡纸、布袋包装，或通过药剂加工制成块状、颗粒型速溶茶，或提取药茶有效成分制成口服液、片剂，这些经过技术加工的药茶无疑吸收更好，疗效更强，推广更为方便。

近年来《花果药茶妙方养生调理》、《家庭自制保健药茶》、《疗效茶饮轻图典》等新出版的著作罗列了若干新型有效的药茶方，如冰糖菊花茶、苹果茶、葡萄茶、玉米须茶、甘草茶等，这些药茶取材方便，制备简单，不良反应小，适宜长期饮用。罗庆芳所著的《中国药茶大全》、周荣与陆阁才合著的《家庭养生药茶现学现用》等收纳了大量的古今药茶名方并对药茶的相关问题进行了全面的简析，这些均为药茶的学术研究、临床应用和普及推广起到了很大的推动作用。

药茶集保健、美容、医疗等功效于一体，以药茶为主的养生作为中医养生的一部分越来越受到人们的重视，药茶养生理念开始走出国门走向世界。目前，许多发达国家都展开了对药茶养生的现代化研究。凉茶作为药茶的一种，其市场化的成功亦促进了茶疗养生的国际化。中医药现代化以来，我国医药科技工作者及临床经验丰富的名老中医，创新和拓展了制作工艺和传统凉茶的种类，相继推出了令世人瞩目的品牌产品，如广贝、上清饮、安方、健生堂、邓老、李氏、白云山、黄振龙、金赛、徐其修、春和堂、金葫芦、杏林春、星群、沙溪、润心堂、清心堂、宝庆堂、福庆堂、黄福兴、加多宝、王老吉、和其正等23个凉茶品牌。其中王老吉凉茶、和其正凉茶、加多宝凉茶等一批知名品牌热销于欧美等海外市场。随着现代科技的发展，药茶将被赋予更强的生命力和时代特征，其浓郁的中国特色必然会受到世界人民的欢迎。

2 药茶技术的基本原理

2.1 药茶的药理原理

药茶是将茶叶与某些食物或药物混合加工制作而成的具有一定疗效的特殊液体饮料。广义的药茶不但包含茶叶，还包括由食物和药物经冲泡、煎煮、压榨及蒸馏等方法制作而成的代茶饮用品，如汤饮、鲜汁、露剂、乳剂等。

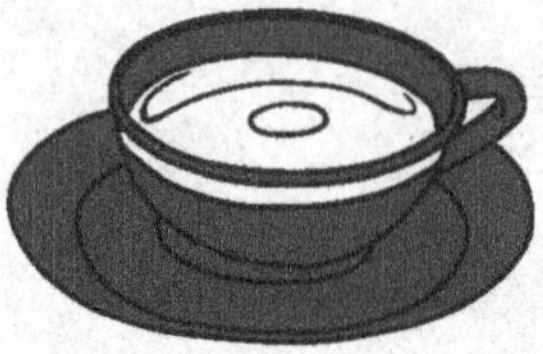

茶叶中不仅含有少量的咖啡因，可以提神醒脑；还有丰富的维生素C、维生素B_1、维生素B_2、维生素P，这些维生素可以分解油脂，并且帮助消化；其所含的茶碱又能增加冠状动脉流量，可强心利尿。实践证明，茶是最佳的健康饮料。“茶为万病之药”，而药茶，除了具备茶的一般保健功能外，因其茶方组成不同，还具有各自独特的治疗功效。如乌发生发的黑芝麻、何首乌；养颜润肤的红枣、木瓜；消食理气的山楂、陈皮；健脾止泻的芡实、莲子；止咳化痰的青果、川贝；滋润通便的芦荟、蜂蜜；抗菌消炎的板蓝根、黄芩，这些平常的药材选入药茶方，不仅能充分发挥它的单方功效，而且能融合其他茶材的功效，故而使药茶具有调理五脏机能、调整体质、滋补强壮、延年益寿之功效。

为了达到科学养生的目的，建议首先咨询医师来确定疾病的需要，再针对欲达成的疗效，选择适合自身体质的药茶冲泡饮用。

2.2 不同药茶药理

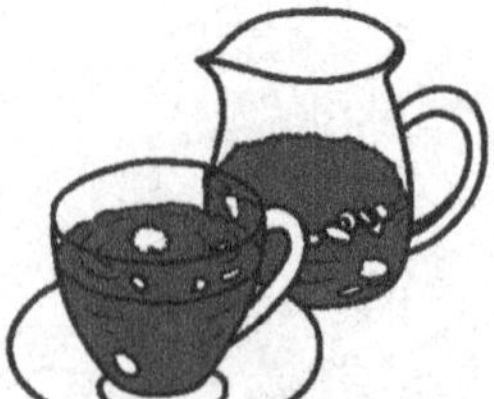

随着生活水平的提高，人们对于生活质量的要求也逐渐增强。药茶因其取材方便，制作方法简单，选材便宜易保存，不良反应少，男女老少皆宜。例如，清凉茶膏便是采用既是食品又是药品的药材，经提取、浓缩而制成的浓缩茶膏。其中淡竹叶清热除烦、生津利尿；菊花发散风热、清利头目；山楂和麦芽消积散瘀、消食和中下气；莲心清心去热、除烦止渴；薄荷辛凉疏表解热。方中诸药合理配伍，共奏清热消暑、生津开胃之功效。夏季饮用清凉爽口、止渴除烦、开胃消食、预防中暑。清凉茶膏为浓缩型茶剂，取膏少许用水稀释即可饮用。因此，对忙碌的现代人来说，药茶是一剂贴心的良药，也是一项保健饮品的新选择。近年来药茶日益兴起，减肥、降脂、降压、健身、解酒、益寿、消暑、开胃等方面的保健药茶逐渐走进了人们的生活。下面叙述几类常见药茶的药疗原理。

（1）疏风解表类药茶

此类药茶主要通过以下几种方式发挥治疗作用，①发汗：此类茶饮所用食材、药材多含有麻黄碱、麻黄等挥发油，均具有发汗作用；例如，桂枝可通过扩张末梢血管，促进体表血液循环而助麻黄发汗。②解热：常用桂枝、荆芥、防风、柴胡、葛根等药材可通过发汗、抗炎作用使体温下降。③平喘：麻黄、桂枝等药材中的麻黄碱有拟肾上腺素的平喘作用，效果温和持久。④抗炎：防风、薄荷对炎症过程都有抑制作用。⑤抗过敏：麻黄水提物能抑制过敏介质的释放。⑥利尿：麻黄碱可影响肾血管的扩张，达到利尿的目的。

（2）清热类药茶

此类药茶主要通过以下几种方式发挥治疗作用，①抗菌：此类药物多有一定程度的抗菌作用，如银花、连翘、蒲公英对金黄色葡萄球菌等病菌有较强的抑制作用。②抗病毒：大青叶、板蓝根对流行性感冒病毒有抑制作用。③解毒：丹皮、黄连在无抑菌作用的浓度时，就能抑制金黄色葡萄球菌凝固酶的形成，使细菌毒力减弱。④抗炎：连翘能抑制炎性渗出，黄芩能对抗有变态反应的炎症。⑤增强机体的免疫：鱼腥草能使体内备解素的浓度增加，从而提高非特异性免疫力来抵御病原侵袭。⑥其他还有镇静、抗惊厥、抗凝血等作用。

（3）止咳祛痰类药茶

此类药茶主要通过以下几种方式发挥治疗作用，①祛痰：川贝母内的生物碱有非常明显的祛痰作用。②镇咳平喘：桔梗、半夏、杏仁等对咳嗽中枢都有抑制作用。

（4）温热散寒类药茶

此类药茶主要通过以下几种方式发挥治疗作用，①强心及抗心律失常：附子、乌头煎剂对各种动物的离体和在体心脏，都有强心作用，使心肌收缩力加强，心率加快，心排血量增加。②扩张血管、改善循环、抗缺氧：细辛、肉桂都能扩张血管，增加冠状动脉的血流量。③抗休克：肉桂、生姜、附子都能通过扩张血管，促进血液循环，改善冠状动脉血流量。可增加身体表面和末梢毛细血管的血流，提高体温。④健胃：姜的芳香辛辣成分可刺激胃黏膜引起局部血液循环的改善。⑤镇吐：干姜、生姜、草豆蔻、肉豆蔻、藿香等有较强的镇吐作用。⑥镇痛：附子、肉桂能兴奋交感神经。

（5）疏肝理气类药茶

此类药茶主要通过以下几种方式发挥治疗作用，①促进胃肠蠕动：陈皮、青皮、枳壳都能缓解胃肠平滑肌的痉挛。枳实、乌药能兴奋胃肠平滑肌，增强肠管蠕动。②促进胃液分泌：常用药材中，陈皮挥发油能促进胃液的分泌。③利胆：沉香、青皮、香附能提高胆汁的分泌，松弛奥狄括约肌和降低胆囊的压力。④松弛支气管平滑肌：木香、青皮、陈皮等都具有此功能。⑤升压抗休克：枳实、陈皮等都具有此功能。

(6) 益心安神类药茶

此类药茶主要通过以下几种方式发挥治疗作用，①镇静催眠：酸枣仁皂苷和黄酮类有此作用，琥珀酸对中枢神经具有抑制作用。②抗惊厥：酸枣仁和远志能对抗戊四氮所致的惊厥。③祛痰：远志所含皂苷能刺激胃黏膜，反射性引起祛痰。④降温：琥珀酸能使体温下降。

(7) 消食健胃类药茶

此类药茶主要通过以下几种方式发挥治疗作用，①消化酶：山楂、神曲多含有脂肪酶、淀粉酶，有助于食物的消化。②维生素：这类药含有多种维生素，有助于维持正常的消化功能。③促进消化液的分泌：鸡内金能促进胃液的分泌，明显提高胃液的酸度。④增进胃肠蠕动功能，排除胃肠积气。⑤降血脂。

(8) 除湿利水类药茶

此类药茶主要通过以下几种方式发挥治疗作用，①利尿：茯苓、泽泻、木通、金钱草等大部分利水渗湿药物都有不同程度的利尿作用。②降压：半边莲素、茵陈水煎剂均有降压作用。③影响脂质代谢：泽泻有抗脂肪肝、降血脂的作用。④利胆：茵陈能增加胆汁的排泄。⑤降血糖：玉米须有明显的降血糖作用。

(9) 祛风湿类药茶

此类药茶主要通过以下几种方式发挥治疗作用，①抗炎：秦艽、防己可通过兴奋垂体-肾上腺皮质系统，提高肾上腺皮质功能。刺五加能增加炎性渗出细胞的吞噬功能。②镇痛：秦艽碱可使大鼠的痛阈提高。清风藤碱的化学结构与吗啡相似，但无成瘾性。③免疫：豨莶草、五加皮、独活对机体免疫功能有明显抑制作用。

(10) 活血化瘀类药茶

此类药茶主要通过以下几种方式发挥治疗作用，①改善血流动力学：桃仁、丹参、川芎等都有扩张外周血管，增加器官血流量的作用。②改善血液流变学：川芎、红花等具有改善血液浓黏凝聚的状态。③抗血栓形成：益母草、赤芍、当归都有抑制血栓形成的作用，抑制血小板聚集，增加纤溶酶活性，促进已形成的纤维蛋白溶解。④改善微循环：当归、丹参、川芎等可加速微循环血流，改善血液黏凝度，解除微血管痉挛。⑤收缩子宫：益母草、红花、蒲黄有收缩子宫的作用。⑥镇痛：乳香、没药有较强的镇痛作用。

(11) 滋补类药茶

此类药茶主要通过以下几种方式发挥治疗作用，①升高外周白细胞：人参、黄芪、阿胶等都有此功能。②增加网状内皮细胞的吞噬功能：人参、当归、枸杞、淫羊藿、黄芪等作用明显。黄芪能促进白细胞干扰素的诱生能力，抑制细胞RNA代谢。③促进细胞免疫功能：四君子茶对细胞免疫和抗体形成有促进作用。④增强体液免疫的功能：党参、白术、茯苓能使血清IgG含量显著上升。⑤对机体适应性的影响：黄芪对PFC免疫反应有双向调节作用。⑥对内分泌系统的影响：人参能兴奋垂体分泌促性腺激素。⑦消除自由基：女贞、当归、黄芪等都有此功能。⑧对物质代谢的影响：人参能促进蛋白质、DNA、RNA的生物合成，增加白蛋白及γ-球蛋白含量。黄芪能增强细胞的生理代谢，促进血清和肝脏蛋白质的更新。⑨对心血管系统的影响：人参、黄芪均有强心作用，增加心肌收缩力，扩张血管和降压，提高思维能力。阿胶有促进造血功能的作用，健脾补益药有调整肠管紧张度、利于乳糜的吸收、调节自主神经从而改善消化系统的功能。

3 药茶的药物制备

由于大多数茶叶其性微寒，经过发酵或特殊加工过的茶叶性味也会发生变化，因此，对于不同体质的人，不同的病症，要选择合理的药物。一般常用植物类或动物类药物，以药食为主，而且要求符合中医药理论，根据原料相配及性味相用，以适应人体的各种需要。另外，配置药茶的中药，一般而言，应尽可能是水溶性、具有芳香气味的药物，以使药物充分发挥其药效，并使人们乐于接受。

3.1 常见茶叶的选择

茶类的品种有成百上千种，名称更是繁多，可分为绿茶（包括炒青绿茶、烘青绿茶、晒青绿茶、蒸青绿茶）、红茶（包括工夫红茶、小种红茶、红碎茶）、乌龙茶（又叫青茶，包括闽北、闽南、广东、台湾乌龙茶）、白茶（包括白芽茶、白叶茶）、黄茶（黄芽茶、黄小茶、黄大茶）、黑茶（包括湖南黑茶、湖北老青茶、四川边茶、滇桂黑茶）和再加工类茶（包括花茶、紧压茶、速溶茶、果味茶等）七个基本大类。

（1）绿茶

绿茶是一种将新鲜的芽叶直接进行高温杀青、揉捻、或炒或烘或晒的方式干燥后制成的不发酵茶。主要品种有洞庭碧螺春、西湖龙井、信阳毛尖、六安瓜片、君山银针、黄山毛峰、蒙顶甘露、峨眉竹叶青、峨眉毛峰和眉茶。绿茶的品种居各类茶叶之冠，是世界上贸易量最大的茶叶，也是我国最主要的茶类。优质的绿茶外形条索紧结、色泽绿润、其气清香鲜爽、其味鲜醇可口、浓而不涩。绿茶中的珠茶条索紧结重实、色泽绿褐、汤呈黄绿色、香浓味醇；眉茶条索微弯、形似蛾眉、色泽绿黄、汤绿澄明、香气浓和、入口醇爽；西湖龙井茶外形秀丽呈扁平状、光滑匀直、色呈翠绿、茶汤鲜活、滋味甘美。

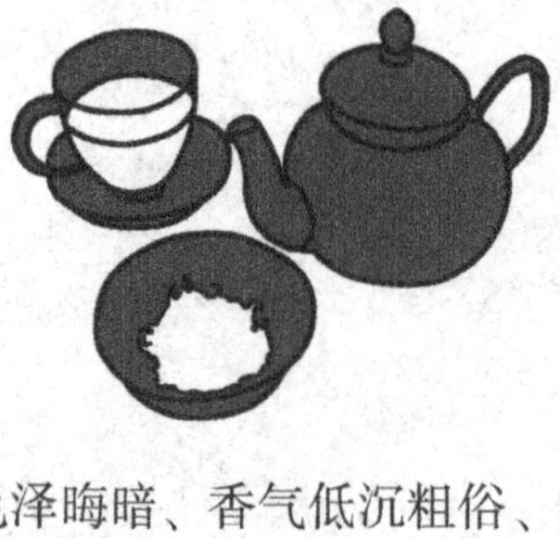

如果绿茶的条索轻散、表面粗糙、颗粒不匀、色泽晦暗、香气低沉粗俗、滋味浊涩则为品质差者。

绿茶一般可加入具有清热、消暑、利尿、止渴作用的药茶中。适合夏季饮用。

(2) 红茶

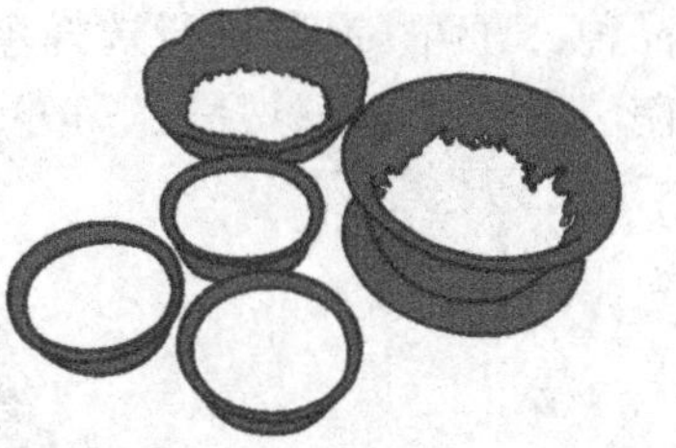

红茶是一种经过萎凋、揉捻、发酵、干燥后制成的发酵茶。主要品种有祁门功夫茶、滇红工夫茶、宁红工夫茶、小品红茶、红碎茶等。最著名的为功夫茶，其中的祁门红茶品质超群，条索紧细长、色泽乌润、香爽持久、汤明色红、滋味浓醇微甘。

如果红茶粗糙杂乱，色呈红褐带青或橘红、香气低闷、滋味平淡则为粗劣低品。

红茶一般可加入具有温热、散寒、滋补作用的药茶中。适合冬季饮用。

(3) 花茶

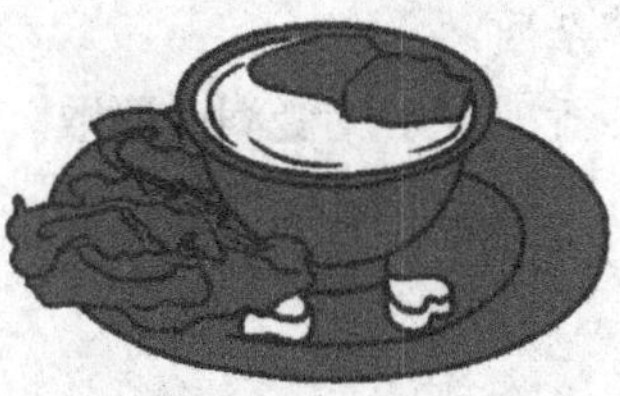

花茶是一种以精制茶为原料，利用各种天然花香窨制而成的再加工茶。主要的品种有茉莉花茶、珠兰花茶、玳玳花茶、玉兰花茶、玫瑰花茶、桂花茶等。花茶的香气高醇馥郁、芬芳扑鼻、汤色幽黄微绿、滋味鲜美、满口生香。其中茉莉花茶幽雅香芬；珠兰花茶香浓纯正；玳玳花茶香气浓爽四溢。

如果花茶的香气沉闷不爽则为下品，尤其是一些喷洒粗劣香精的花茶，给人一种虚假和恶心难闻的感觉。

花茶一般可加入具有疏肝、解郁、理气、活血作用的药茶中。适合春季饮用。

(4) 乌龙茶

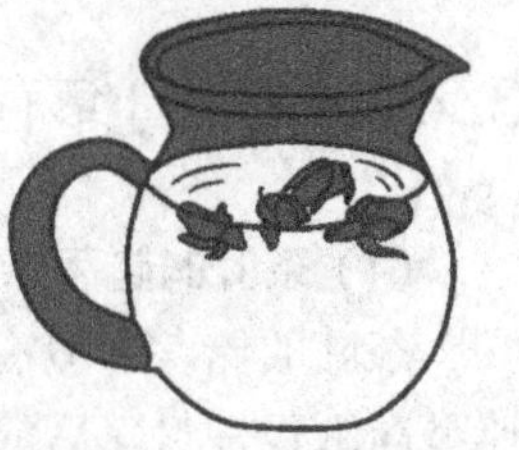

乌龙茶又叫青茶，是一种经过摇青工艺制成的半发酵茶，叶片大部分保持绿色，边缘呈红色，素有“绿叶红镶边”的美称。主要的品种有铁观音、武夷岩茶、闽北水仙、凤凰水仙、台湾乌龙等。乌龙茶条索粗壮、茶汤金黄清澈、香气芬芳，以浓郁的熟桃香气为佳品，滋味浓醇。铁观音冲泡后香气高雅、幽香四溢似兰花香，滋味浓厚微带蜜之甘香；武夷岩茶冲泡后香浓气清长，滋味醇厚回甜，茶水呈橙黄清透之象。

乌龙茶一般加入调理脾胃、理气等性味较平和的药茶中。适合秋季饮用。

3.2　常用中药的选择

世界上共有上万种天然药用动植矿物，最常用的也有数百种，要对其产地、品种、真伪、品质进行选择鉴别十分复杂。建议消费大众尽量从正规药店、医院、诊所购药（饮片），另外，在购药时还需把握好以下几点：

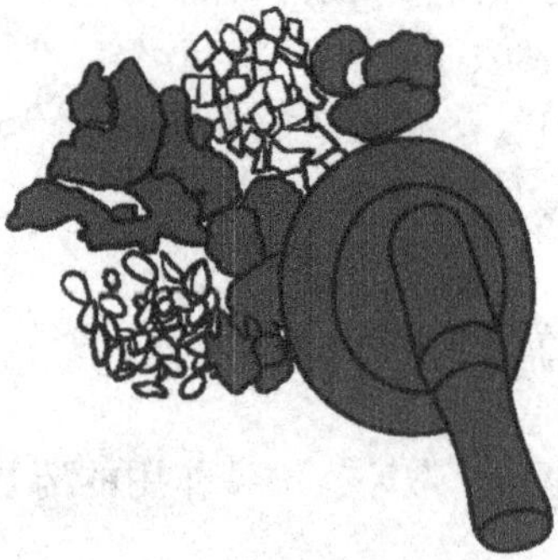

（1）药材饮片外观干净，未混杂砂石、蜘蛛网等杂质。

（2）药材饮片一般为干燥品，也有呈油脂湿润感者，但不能受潮或腐败。

（3）药材饮片无虫蛀。

3.3 调味品的选择

用于茶饮调味的主要有白糖、冰糖、红糖、蜂蜜、水果等，其选择并不难。白糖可添加于多种茶饮中；冰糖可添加于具有生津止渴、润肺止咳、清热等作用的药茶中；红糖最好添加于具有温热、散寒、滋补等作用的药茶中；蜂蜜可添加于具有滋润、补益等作用的药茶中。

3.4 配料的储存

（1）茶叶的储存

茶叶的储存一般有下列几个方法，① 瓦坛储存法：将茶叶用食用塑料袋或厚型净纸包好封口后放置于瓦坛中靠内壁处，中间置放防潮的物品，以往一般选木炭或用纸包好的块状生石灰作为吸潮干燥剂，在这些东西放好后就用草纸、棉花、布等材料封闭坛口。但储存花茶、红茶时，不宜用生石灰作为干燥剂，因为它能使茶的香气消失。现在有条件的最好购买硅胶作干燥剂，它的吸水能力比生石灰强一千倍，它吸湿后由白变成蓝色，只要将其烘干或晒干后，又可反复使用。最重要的是硅胶不会影响茶的品质。也可购买专用食品干燥剂。② 铁罐储存法：将茶叶用食用塑料袋包装好后放入有双层盖的马口铁罐内，也能较好地保存。如果在罐内再放入数小袋食品专用干燥剂，效果会更好。③ 玻璃瓶和热水瓶储存法：将茶叶倒入瓶内用瓶盖盖紧，或用蜡密封后，置于阴凉避光处，也可保存较长时间。④ 冷藏储存法：将茶叶用较厚较精密的食用塑料袋包装好后，外面再罩2～3层塑料袋并密封好，放置于冰箱冷藏室内，可保存一年以上。

（2）药材的储存

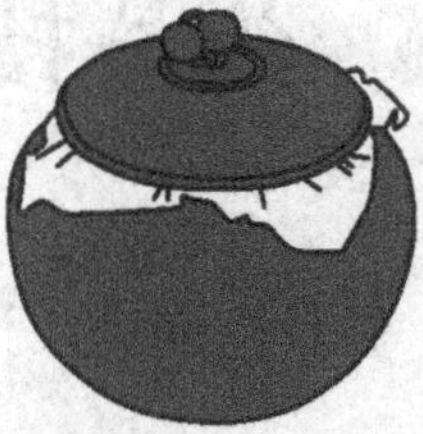

药材一般没有茶叶娇气，可按品种用食用塑料袋分装封口后，储藏于马口铁盒内，再放上数袋食品专用干燥剂即可。最好将铁盒置于阴凉干燥透风处。

（3）调味品的储存

将白糖、冰糖、红糖、蜂蜜装入食用塑料袋或玻璃瓶内，置于阴凉干燥处。也可用食用塑料袋包好后置于冰箱内。只要能避免受潮受热即可。

4　药茶技术流程规范

4.1　药茶的粉碎方法

制作药茶，首先必须把药物粉碎成粗末。主要有如下四种方法。

（1）分研

分研是将药料分别进行研碎，适用于含有易挥发的药物，如麝香、冰片等。

（2）共研

共研是将药茶方中的全部或部分药料混合后进行粉碎，适用于无黏性、胶质的药物。

（3）掺研

掺研是将药料中一部分药物先粉碎，然后取一部分药粉与油脂较多的药物掺和研细。适用于含油脂较多的药物，如柏子仁、火麻仁以及颗粒较小的车前子、菟丝子、葶苈子等。

（4）串研

串研是将药料中的其他药物先粉碎，取一部分与黏性药物串合，粉碎成不规则的碎块或颗粒，在60℃以下充分干燥，然后再共同粉碎成粗末。适用于黏性较强的药物，如龙眼肉、熟地等。

4.2　药茶的制作方法

广义的药茶是指由中药材与食物制成的汤、乳、汁、露、浆、水等具有药用疗效的饮料。一般来说，制药茶有冲泡和煎煮两种方法。冲泡法是将药茶放入杯中直接加入沸水冲泡，一般要浸泡5～30分钟之后服用；煎煮法是将药茶放入锅中，像煎饮中药一样煎煮，然后饮用。根据组成药茶茶剂药物中的不同成分、不同的使用方法，其分类及制作方法也有不同。

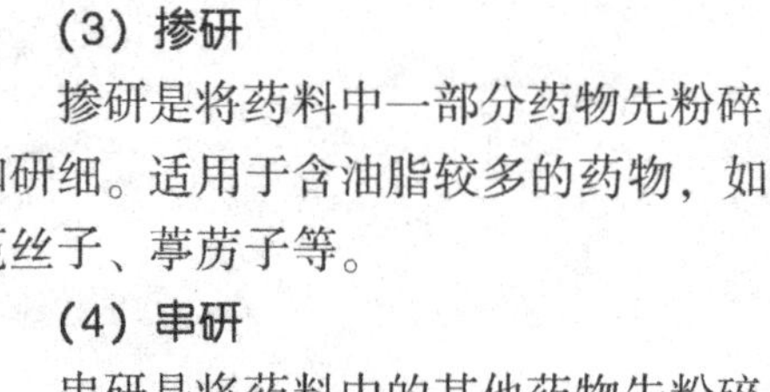

（1）茶剂

茶剂是将茶叶和食物、药物混合制作而成的饮料。将茶叶等都放入杯中，冲入沸水，浸泡半小时左右后饮用，也可将其置于容器中煎煮，去渣取汁，煎煮两三次，将药汁合并。

（2）汤饮

汤饮是将食物或药茶以沸水冲泡或煎煮的方式取汁，制取的方式选择上需注意质地轻薄而又易挥发成分的食物或药材只要简单冲泡即可，多数都是代替茶来饮用，但其中不一定含有茶叶。

（3）鲜汁

鲜汁是将一种或几种有一定药用食疗价值的新鲜蔬果或花草以压榨的形式取其汁液，再适量加入清水，稀释后并入药汁中饮用。

（4）露汁

露汁是与鲜汁相似，是将新鲜的蔬果或花草放在备好的容器中以蒸馏加工的方式制成可饮用的液体饮料。

（5）乳剂

顾名思义，即是以乳制品为主要辅助原料制成的可饮用的液体饮料。

（6）粉末茶

粉末茶的制作分粉碎、混合、分装三个步骤。①粉碎为中草药经适当干燥后，粉碎成粗末，过14～20目筛。要避免在粉碎时细粉过多。②混合即将已粉碎的粗末，置容器中充分搅拌，或用机械搅拌方法，拌至色泽均匀后反复过筛1～2次。③分装是用防潮性能较好的纸张，或聚乙烯薄膜袋，分剂量包装。储于阴凉干燥处。制成的粉末茶，要求无结块、细粉较少。

（7）块状茶

块状茶的制作分粉碎、捏合、制块、干燥、分装五个步骤。①粉碎：按上述粉末茶粉碎法，制成粗末。②捏合：将面粉用适量的水调煮成面糊作黏合剂，再与粉末茶充分捏合，制成团块。面糊稠度要适宜，过稠不容易混合，反之不易黏合。要求团块内外色泽一致，无干粉粒。也可将处方中无挥发性成分的药料，水煎浓缩制成稠浸膏代面糊作黏合剂，与其余药料粉末充分混合制成团块。如黏性不足，再酌加适量面糊。③制块：将药材团块按一定的量嵌入铜圈模中后，取木模心放在药料上，用敲棒敲实，顶出即成。④干燥：干燥时温度宜先低后高，开始在60℃左右，等到外表略干时，再逐渐升高至70～80℃，如此可防止外表干燥过速而龟裂。在干燥过程中，应频繁更换烘烤位置，使其干燥均匀，以免块茶色泽不一，影响质量。⑤最后用防潮性能较好的纸张分块包装，置于密闭容器储存。制成的茶块，要求表面完整，没有松块现象。

(8) 颗粒茶

颗粒茶又叫浓缩茶。分浸出、制粒、干燥、分装四个步骤。先将处方中10%~20%药料研成细末，过80~100目筛备用。其余药材水煎一次或数次，过滤，滤液浓缩成稠浸膏。然后把稠浸膏与药粉充分混合，搅拌至“捏之成团，轻丢能散”，通过12~14目筛制成颗粒。颗粒在60~80℃进行干燥，过12目筛。最后用聚乙烯薄膜袋分装，每袋10g，于阴凉干燥处储存。制成的颗粒茶要求无吸潮、结块现象。制作出的药茶，如果储存不当，便会失去药效，或根本不能饮用。要储存好药茶，首先要了解茶叶有很强的吸湿性、陈化性和吸收异味性。掌握这一特性，才能保存好药茶。

(9) 成品药茶

对于成品药茶，一般家庭不需掌握配置工艺和方法，可以根据自己的需要，在市场茶叶商店或生产药茶的厂商选购，按照说明书服用。它便于携带和家庭备用。

4.3 药茶的储存方法

药茶必须储存于干燥通风处，以免吸水，发生霉变。药茶还不宜存放过久，存放久了，其芳香物逐渐挥发，叶绿素和鞣质被氧化，使香味降低，汤色变混浊。如果存放较长，还要注意密封、避光、防止陈化。而且还要严格将异味隔开。特别要与香皂、煤油、酒类、花椒等物隔开。装茶最好是以锡制的罐，尽量不用铁和木制的茶罐。

4.4 药茶的煎泡方法

根据医生处方要求将所需的中草药饮片或成品茶放置茶杯或热水瓶中，将煮沸的开水沏入，盖好茶杯或瓶盖，焖泡15~30分钟即可。代茶饮用，以味淡为度。如果需要煎煮的药物，用砂锅如煎药法煎取药汁，装入保温瓶中，代茶频饮。

药茶的泡法不当，会使药效的发挥受到影响。药茶的泡法得当，才能取得较好的治疗效果。泡药茶，首先是选取恰当的茶具。陶器茶具以紫砂陶器最好。用紫砂茶壶泡茶优点是无熟汤味，能保真茶味，便于洗涤，传热缓慢，不会炙手，可在炉上炳茶，不易爆裂；缺点是陶器多为褐色，较难欣赏茶叶的汤色。瓷器茶具以白为负，冲泡出来的茶汤香高、汤清、味醇，别有风味。玻璃茶具冲泡的茶汤叶底一目了然，从中可以鉴别茶叶优劣，但不透气，不保温，茶香也易消失。

搪瓷茶具泡茶不能真正品尝到茶叶的色、香、味，同时搪瓷茶具烫手，放在玻璃上易使玻璃受热不均匀而爆裂。保温杯泡茶最差，会把茶叶闷熟，使色泽变黄，茶香大为逊色，茶汤带热味。水质跟泡茶的质量也有密切关系：山泉水、山涧溪水的水质最好，没有污染的江河水也较好，自来水静置一夜以后，也可以用来泡茶。泡茶的水温，以沸滚起泡为度，这时的水质嫩，茶叶中的水浸出物能充分溶解，如煮沸过久，泡茶会影响茶的色、香、味，而未沸开的水泡茶，茶叶有效成分不能浸出。煮沸后用来泡茶的开水，不可太凉。也不可过烫，烫则易熟，破坏了茶中的有效成分。一般说来，水温在70~80℃时，泡茶最为理想。即将沸滚的水停一下，在70℃左右时再冲泡。而红茶、乌龙茶或普洱茶，要用沸开水冲泡，才能把茶叶中的有效成分浸泡出来。冲泡茶的时间，视茶叶老嫩和茶量多少而定，一般3~5分钟即可。冲泡第一道可以随泡随饮，第二道1~2分钟后再饮用，第三道再适当延长，可使茶叶中剩余的有效成分都充分浸泡出来。

药茶除泡服法之外，再就是煎服法。煎茶多用沙锅、瓦罐，而不用金属器皿，因为金属器皿易与茶中某些药物成分发生化合反应，使茶汤变质、变凉或产生沉淀物，影响疗效和产生不良反应。煎茶常用自来水、清洁的河水或井水。煎茶剂多是将茶叶和其他药物、食物一起水煎。如防暑茶就是将茶叶和藿香、佩兰等药物一起水煎。煎茶用水多少，应以水没过茶叶、药物或食物的吸水量。煎茶时间的长短，头煎二煎不同，应适当增减水量。一般是头煎多加水。植物药多孔难煎的，所需时间长，水也需多加。先用多量水煎茶叶15~20分钟，然后再加入其他药物或食物同煎；在其他药物或食物快煎好前3~8分钟，再放入茶叶同煎；有的需用纱布将药物或食物包起来再与茶叶同煎；有的需单独煎茶叶。煎茶的火候，分“武火”和“文火”，一般是先武火后文火。武火就是猛而不缓的火候，以沸溢为度；文火缓而不猛，以不得沸溢为度。煎滋补食物，宜用文火。服用药茶，一般应于饭前30分钟左右服，易于食物充分吸收，或饭后10~30分钟服，使茶和食物混合，这样既避免茶对胃的刺激，又利于发挥药效。晚间一般在睡前15~30分钟服。早上宜在未进食前服。也可以间隔一定的时间服药茶煎剂，有的4小时服一次，有的24小时服一次。一次服完一定量的药茶煎剂称“顿服”；一定量分多次服完为“频服”；用开水将不易溶于水的食物或末吞下，叫“冲服”；有的药物含挥发油，易出味，可用半杯煎茶液趁热浸泡服用，但须加盖，以减少挥发，这种服法称之为“泡服”。如肉桂、胖大海等药物，就宜于采取泡服的方式。

5 药茶的适应证和禁忌证

5.1 适应证

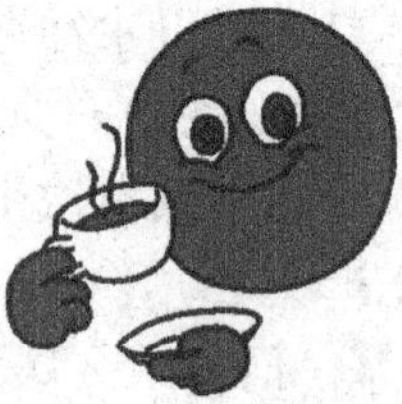

（1）疏风解表类药茶

初起之时，见恶寒、发热、头痛、身痛、无汗或有汗、苔薄白、脉浮等表证者，均可用解表药茶治疗。其中恶寒重发热轻者，宜用辛温解表类药茶；发热重恶寒轻者，宜用辛凉解表类药茶。

（2）清热类药茶

清热泻火药茶最为常用，类型最多可分为清热泻火、清热燥湿、清热凉血、清热解毒、清虚热、清暑热六类。①清热泻火药茶：以清泄脏腑，气分火热之邪为主。主要适用于脏腑湿热证，如肺热、胃热、心火、肝火、胆火等，温热病邪入气分而症见高热、口渴、汗出、烦躁、甚或谵语，尿赤、苔黄、脉洪大等气分实热证。②清热燥湿药茶：以清热燥湿为主。以发热、胸脘痞闷、舌黄而腻，小便短赤为主要症状。但由于湿热侵犯部位不同，表现各有特点。如湿热侵犯上焦，可见身热不扬、胸膈痞闷、知饥不食等症；湿热蕴结中焦，则为脘痞呕吐，泄泻痔瘘；湿热下注则为黄疸、胁痛、小便淋漓涩痛、带下黄稠；流于关节则为热痹肿痛；湿热浸淫肌肤则为湿疹、湿疮、耳痛流脓。③清热凉血药茶：适用于邪热传营，或热入血分诸证。症见身热夜甚、心烦不寐、时有谵语、斑疹隐隐、舌绛而干、脉数等，出血、发斑、昏狂、惊厥、谵语、舌绛起刺等。④清热解毒药茶：主要适用于热壅血滞、火毒炽盛之热毒证。如温毒斑疹、疮痈疔毒、丹毒、痄腮、咽喉肿痛、热毒血痢、水火烫伤等。部分药物亦用于虫蛇咬伤及癌症。⑤清虚热药茶：具有养阴透热、止热除蒸的作用，适用于热病后期，邪留未尽，阴液已伤，出现暮热早凉、舌红少苔，或由肝肾阴虚所致骨蒸潮热或久热不退的虚热证，或表现为阴虚火旺、盗汗面赤等。⑥清热祛暑药茶：使用见于夏日暑热证。症见身热烦渴、汗出体倦、小便不利、脉数等。

（3）止咳祛痰类药茶

止咳祛痰类药茶可分为化痰类药茶和止咳平喘类药茶两类。①化痰类药茶：中温燥者，有温肺祛痰、燥湿化痰之功，适用于咳喘痰多，色白，清稀或质黏的寒痰、湿痰所致的眩晕、肢体麻木、阴疽流注等证；其中寒凉质润者，有清热化痰之效，适用于咳喘、痰黄、质稠的热痰证和痰稠量少、难咳、或痰中带血的燥痰证及热痰引起的癫痫、中风、惊厥、瘰疬、瘿瘤等证。②止咳平喘药茶：主要适用于咳嗽、气喘之症。

(4) 温热散寒类药茶

温热散寒药茶分为温阳散寒和祛邪散寒两类。①温阳散寒类药茶：以治阳气不足、阴寒内盛的里虚寒证为主。脾阳不足者，症见脘腹冷痛、喜温喜按、得食则减、呕吐久泄；肾阳不足者，症见畏寒肢冷、面色晄白、腰膝冷痛、阳痿宫冷、小便清长、尿频遗尿、舌淡苔白、脉象沉细；心阳不振者，可致胸痹心痛、心悸怔忡。②祛邪散寒类药茶：以治外感寒邪的里实寒证为主。脾胃受寒，则症见脘腹冷痛、喜温拒按、呕吐泄泻；寒邪袭肺，宣降失调，则症见咳喘胸闷、痰白清稀；寒滞肝脉，可致少腹冷痛、寒疝腹痛或厥阴头痛。

(5) 疏肝理气类药茶

疏肝理气类药茶主要适用于肝气郁滞所致的胁肋胀痛、郁郁不乐、疝气疼痛、乳房胀痛和月经不调等症。

(6) 益心安神类药茶

益心安神类药茶主要适用于心气虚、心血虚或心火盛以及其他原因所致的心神不宁、心悸、怔忡、失眠、健忘、多梦及惊、痫、癫、狂等症。

(7) 消食健胃类药茶

消食类药茶大多味甘性平，主归脾胃二经，功能消食化积、运脾和中、开胃进食。症见饮食积滞、脘腹胀满、嗳腐吞酸、恶心呕吐、不思饮食、大便失常、脾胃虚弱和消化不良等。

(8) 除湿利水类药茶

除湿利水药茶可分为芳香化湿和利水渗湿两类。①芳香化湿类药茶：主治湿阻中焦、运化失常所致的脘腹痞满、呕吐吞酸、食少体倦、味甘多涎、大便溏薄、舌苔白腻之证。②利水渗湿药茶：味多甘淡，性平或微寒，服后使水湿或湿热之邪从小便排泄，具有利水消肿、利尿通淋、利湿退黄等功效。适用于小便不利、水肿、痰饮、泄泻、带下、淋证、黄疸、湿疮、湿温、湿痹等水湿湿热所致的各种病症。

(9) 祛风湿类药茶

祛风湿类药茶可分为祛风寒湿药茶、祛风湿热药茶、祛风湿强筋骨药茶。祛风湿药茶主要适用于风湿之邪留着肌肉、经络、筋骨、关节所致的以机体关节疼痛、筋脉挛急、屈伸不利、麻木不仁、甚则腰痛脚弱、痿足难行为主症的风湿痹痛。①祛风寒湿药茶：主要适用于风寒湿痹、肢体关节疼痛、筋脉挛急、痛有定处、遇寒加重等症。②祛风湿热药茶：主要适用于风湿热痹、关节红肿热痛等症。③祛风湿强筋骨类药茶：除祛风湿外，兼有一定补肝肾、强筋骨的作用。主要适用于风湿日久、肝肾亏虚、腰膝酸软、腿脚无力等症。

(10) 活血化瘀类药茶

活血化瘀药茶适用于一切瘀阻之证。如内科的胸痛、腹痛、头痛，痛如针刺，痛有定处，体内的癥瘕积聚，中风不遂、关节疼痛、肢体麻木以及关节痹痛日久；伤科的跌仆损伤，痈肿疼痛；外科的疮疡肿痛；妇科的月经不调、闭经、痛经、产后腹痛等。

(11) 滋补类药茶

滋补类药茶具有补虚作用，可以主治人体正气亏虚引起的精神委靡、体倦乏力、面色淡白、心悸气短、脉象虚弱等。具体地讲又有补气类药茶、壮阳类药茶、滋阴类药茶、养血类药茶。①补气类药茶：主要适用于脾气虚或肺气虚的病症。脾气虚，症见食欲缺乏、神疲体倦、脘腹虚胀、大便溏泄、或浮肿、脱肛、脏器下垂及出血等；肺气虚，症见少气懒言、语音低微、甚则气短喘促、常自汗出、易于感冒等。②壮阳类药茶：主要适用于肾阳不足之畏寒肢冷、腰膝酸痛、性欲冷淡、阳痿早泄、宫冷不孕、尿频遗尿等症。③滋阴类药茶：适用于肺阴虚证、胃脾阴虚证、肝阴虚证、肾阴虚证、心阴虚证。滋阴类药茶主治阴虚证，症见皮肤、咽喉、口腔、鼻道、眼目干燥或肠燥便秘；潮热盗汗、五心烦热、两颧潮红；或阴虚阳亢，出现头晕目眩等症。具体不同脏腑有不同见症：肺阴虚证，症见干咳少痰、咯血、潮热、盗汗、口干舌燥等；脾胃阴虚证，症见呕哕、胃中嘈杂、口渴不饥、大便燥结、舌绛、苔剥等症；肝阴虚常见两目干涩、视物昏花、眩晕头痛等症；肾阴虚常见腰膝酸痛、手足心热、心烦、失眠、遗精或潮热盗汗等症。④补血类药茶：适用于心血虚证、肝血虚二证。症见面色萎黄、唇甲苍白、眩晕耳鸣、失眠健忘、心悸怔忡或月经后期量少色淡甚则闭经者。

5.2 禁忌证

(1) 不同种类药茶的禁忌

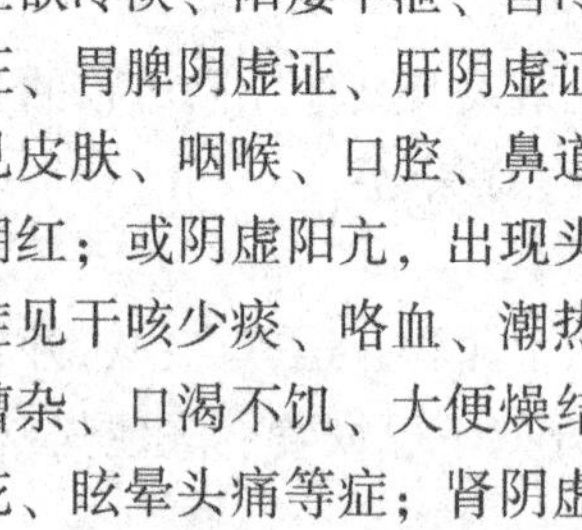

不同种类药茶应有不同的禁忌，以下是对11类药茶的不同禁忌概述：①辛散解表类药茶忌汗出太过，忌用于里证，或自汗，或盗汗，或失血，或淋证，或麻疹已透，或疮疡日久，或虚证水肿，或热病后期津液亏虚的患者。②清热类药茶苦寒伤阳，宜忌用于真寒假热证，或阳气亏损、脾胃亏虚甚者。③止咳祛痰类药茶中燥烈而有刺激性的化痰药，不宜用于有咯血等出血倾向的患者，以免促使其出血；对于麻疹初起而有咳嗽者，当以清宣肺气为主，一般不宜止咳，尤不宜使用具有温性或具有收敛性质的止咳药，以免助热或敛邪不出，影响麻疹的透发。④温里散寒类药茶忌用于真热假寒证或阴液亏损、亡血之证。⑤疏肝理气类药茶多辛温香燥，易耗气伤阴，故气阴两虚甚者宜忌服。⑥益气安神类药茶多属对症治疗之品，特别是矿石类重镇安神药及有毒药物，忌久服；补虚类药茶禁忌用于邪实正不虚者。⑦消食健胃类药茶多效缓，但仍不乏耗气之弊，故气虚盛而无积滞者忌用。⑧除湿利水类药茶易耗气伤阴，阴虚津亏血燥及气虚甚者忌用。⑨祛风湿类药茶多辛香燥烈，易耗伤阴血，故阴亏血虚甚者忌服。⑩活血化瘀类药茶易耗血动血，孕妇或妇女月经过多以及其他出血证而无瘀血者禁用。

（2）饮药茶需忌口

饮药茶需要像吃中药那样要有一般的忌口等禁忌：①一般在服药茶期间要忌生、冷、油腻、辛辣刺激性食物。因为生、冷类食物刺激胃肠，影响胃肠对药物的吸收，油腻食物不易消化和吸收，而且油腻食物与药物混合，阻碍胃肠对药物有效成分的吸收，从而降低疗效。另外，辛辣刺激性食物亦影响药效的发挥。②患有疮疡肿毒、痛风、皮肤病者忌食鱼、虾、蟹及羊肉、牛肉等食物。水肿患者忌食食盐。③服药期间忌浓茶和绿豆汤。一般含有茶叶成分药茶中的茶药比例恰当，既最大地发挥了药物的疗效，又充分地运用了茶叶的治疗功效。如果再服浓茶反而会影响人体对药茶有效成分的吸收。因为浓茶里含的鞣酸较多，大量的药物有效成分与浓茶中的鞣酸发生沉淀，从而影响了机体的吸收；传统中医认为绿豆具有抵消药物疗效的作用，故不宜与药茶同服。

（3）茶忌

对于某些含有茶叶成分的药茶，还得需要注意饮茶的九个禁忌。

1）忌饮霉变、烟焦、串味的茶叶

首先，据研究结果显示，霉变的茶叶中含有黄曲霉素、青霉菌等多种有毒的真菌毒株，饮用后会有头晕、腹泻、腹痛等症状，经常饮用霉变的茶叶可使肝肾两脏变性、坏死甚至癌变。其次，烟焦茶易产生部分3，4-苯并芘，这是一种危险的致癌物，在身体中积累多了易引起细胞突变，有致癌的危险性。最后，茶叶的吸附性较强，易与樟脑、油漆等物质串味，这些物质的长期摄入对人体危害极大。

2）忌冲泡时间太久

茶叶冲泡时间过长，其中所含的有益物质（包括维生素C、氨基酸等）已大大减少，尤其在夏季气温较高时，放置太久的茶水还易受微生物污染，不符合饮食卫生。

3）忌冲泡次数过多

据有关部门检测，茶叶中有多种难溶于水的有害物质，但随着冲泡次数的增多，茶叶中的这些有害成分也被浸出，这些有害物质给人体生命健康带来了巨大的隐患。

4）茶叶忌嚼食

茶叶在生长、加工、储藏过程中难免受到各种污染，有些有害物质难溶于水，如致癌物多环芳香烃物质——苯并芘、铅等。如果经常嚼食茶叶，致癌物质就会在人体内蓄积。所以说饮茶之后，应将茶叶倒掉，不管茶叶多么好，也应记住，茶叶忌嚼食。

5）忌空腹饮茶

茶叶中含有咖啡因成分，空腹喝茶会加重饥饿感，严重者可致低血糖性休克，于身体不利。如果肠道所吸收的咖啡因过多，会产生暂时的肾上腺皮质功能亢进症状，出现心慌、胸闷、尿频等不良反应。经常空腹饮茶会影响人体对维生素 B_1 的吸收。另外，我国自古就有“不饮空心茶”之说。

6）忌浓茶

浓茶含咖啡因和茶碱较多，这些物质会刺激神经兴奋，加重心、肾两脏的负担，长时间服用会导致骨折和贫血。

7）忌饮烫茶

太烫的茶水对人的口腔、咽喉、食管和胃刺激较强。据有关研究显示，高温饮食接触消化道、口腔黏膜会使其上皮发生破损、溃烂、出血等，如果长期受到不良刺激，患癌风险较大。饮茶的温度宜在56℃以下。

8）忌饭后马上饮茶

茶中含有鞣酸，能与食物中的蛋白质、铁质发生凝固作用，影响人体对蛋白质和铁质的消化吸收。

9）忌饮隔夜茶

首先，因隔夜茶时间过久，维生素已丧失，而且茶里的蛋白质、糖类等会成为细菌、真菌繁殖的养料。其次，隔夜茶暴露在空气中的时间越长，茶多酚氧化成茶锈的量也越多。茶锈进入人体易与食物中的蛋白质、维生素和脂肪等结合、沉淀，阻碍营养物质的吸收和消化。最后，这些氧化物质一旦进入人体，还可使肾脏、肝脏和胃等器官发生炎症、溃疡、坏死等病变。

6 药茶技术的优势和注意事项

6.1 优势

(1) 取材方便

药茶取材方便，例如，葱、生姜、百合、银耳、木耳、莲子、红糖、冰糖、蜂蜜等药茶取材，都来自于家庭食材。还有一些如荷叶、玉米须、陈皮、荔核等材料非常容易收集制备。另外，一些保健花茶所需材料如菊花、月季、金银花等花类药材可以自种相关花类植物，以方便自家取用。如果自备药材缺额或不足，可以很方便地在就近的商场和中药店买到。有些成品药茶，如活血通络茶、降压茶、降脂茶、降糖茶、安神茶、保肝茶、莲花峰茶、减肥茶等，都可方便买到。

(2) 服用和携带方便

药茶的服用不受时间和地点的限制，避免了中药煎煮和储藏的麻烦。一方面患者可以根据病情需要随时泡服所需要的药茶，省去了煎煮的时间。另一方面，茶方用药，方精药简，质量较小，携带方便，尤其是成品袋泡茶、块茶，更为优越。

(3) 更适合长期服用

首先，药茶一般由茶或食物和一些性味甘淡的药物组成，较中药汤剂刺激性小。老年人脾胃往往虚弱，对刺激性强的药物不良反应较多。小儿嗅觉和味觉神经敏感，对刺激性药物往往拒服或服之则吐。药茶可以很好地补充中药汤剂治疗儿童病和老年慢性疾病的不足。其次，药茶一般由一些药性平和的药物组成，适合长期服用，且不良反应较小。一方面，保健性的药茶一般选用一些平和的补益药物，对证服用有利于提高生命质量。另一方面，治疗性的药茶虽有一定的偏性，对证长期服用还是比较安全的。

(4) 广泛应用于疾病的预防、保健和治疗

①根据中医三因制宜的防病治病原则，可以在不同季节选用不同的药茶防治疾病。例如，春季万物生发，五行属风木，宜服用预防感冒、养肝和疏肝的药茶。夏季炎热，五行属火，多火毒之邪，宜服用清热泻火解毒的药茶。长夏属土，湿邪为患，宜服清热燥湿的药茶。秋季万物凋零，五行属金，多燥邪，宜服用润肺生津的药茶。冬季万物收藏，五行属水，宜服用滋补肝肾的药茶。②药茶

适用于各种保健，如美容养颜、保肾固精、减肥塑身、养肝明目、醒脑怡神等。③药茶治疗疾病范围较广，现有药茶方涵盖内外妇儿多种疾病。另外，还可以根据病情的需要灵活地配制各种药茶。

(5) 有很强的辅助治疗作用

首先，在某些急性病症的后期，药茶有辅助治疗作用。例如，在热病后期或汗吐下之后，病情缓解，机体气阴两虚者，服用益气养阴生津的药茶有助于疾病痊愈；许多偏瘫患者会有大便困难的症状，服用润肠通便的药茶可以缓解便秘。其次，在许多慢性反复发作性疾病的缓解期，药茶有巩固治疗的作用。如对于脾胃虚弱体质频繁泄泻的患者，应当在泻止之后的很长一段时间服用补气健脾的药茶以巩固疗效；对于癫狂痫证患者，在缓解期可以服用药茶以辅助治疗；对于肺脾气虚反复感冒的患者，应当在感冒痊愈后长期服用补肺健脾药茶以巩固疗效。

(6) 有利于医疗常识的普及

药茶疗法的推广有利于普及医疗常识，有利于家庭医疗的建设。药茶方虽然药性平和，但是要想有疗效，还得对证服用。不少人在运用药茶疗法治病保健的同时还丰富了一些基本的中医药常识，提高了自我防病治病的能力。

6.2 注意事项

(1) 谨慎自拟药茶配方

对于中医药常识了解不全的人要谨慎自行配伍药茶。为了确保安全有效，除了注意中药的“十八反”、“十九畏”，还要注意所配单味药量应当保持在国家药典所载极量范围内。

(2) 制备药茶选材要精

根据实际情况尽量选取质量较好的中药材和茶叶。现在市面上出售的中药材和茶叶质量良莠不齐，质量好的药茶疗效较好，质量差的药茶不仅疗效偏差，甚至有可能损害身体健康。

(3) 取用干净无污染的水质和原料

药茶一般采用热水泡服法，在多次的浸泡中被污染原料中的有害物质溶解在茶水中，长期摄入这些有毒物质对人体十分有害。

(4) 选择恰当的服药茶时间

大多数药茶宜饭前一小时服用，其原因是胃肠吸收较好。有个别类型的药茶需要根据药茶的性质和疾病的状况采用特殊的服法。养心安神的药茶，应在睡前30分钟至1小时内服用，以充分发挥药效。驱虫药茶应隔夜服用，即睡前服用一次，第二天早晨空腹时再服用一次，以便将虫杀死并排出体外。补养药茶宜在早晚空腹服，以利药物的吸收。泻下药茶和治疗胃肠道疾病的药茶更适宜饭前服用。咽喉、口腔疾病患者所用的利咽药茶以及呕吐较重患者，应少量多次服用。对胃肠道有刺激性的药茶、助消化的药茶宜饭后服。发汗解表的药茶宜不拘时服，以微微出汗为度。预防感冒的药茶，宜在秋冬流行季节选用。防治支气管哮喘、过敏性鼻炎、癫痫等疾病，应在疾病缓解期服用相应的药茶。

（5）科学地使用药茶

首先，要根据实际情况选择适宜的药茶。药茶虽然可以治病但如果服用不当亦可致病，患者要根据自己的病情、体质、年龄段、生理期选择适宜的药茶。

1）根据病情的需要选择适宜的药茶。根据病情需要正确地服用药茶有利于疾病的缓减和痊愈，滥用药茶有可能加重病情或损伤人体正气。

2）根据自身的体质选择适合长期服用的药茶。根据研究结果显示，目前中国人的体质主要有九种，包括“平和质、阳虚质、阴虚质、气虚质、湿热质、痰湿质、气郁质、血瘀质、特禀质”。阴虚体质不宜久服具有苦寒泻下、苦寒清热、辛热温燥、芳香化湿、淡渗利湿、辛香走窜功效的药茶；阳虚体质不宜久服清热泻火、苦寒泻下、甘寒滋腻功效的药茶；气虚体质不宜久服具有耗散克伐功效的药茶；血瘀体质不宜久服具有收敛固涩、凉血止血、耗气伤津功效的药茶；气郁体质不宜久服具有温热补益、收敛固涩功效的药茶；痰湿体质不宜久服具有甘寒滋腻、苦寒伤阳功效的药茶；湿热体质不宜久服具有辛热温燥、滋腻碍脾功效的药茶；阴阳平和体质不宜妄用茶疗；特禀质人群易对某些物质产生过敏反应，要禁止接触和服用易过敏药物。

3）根据年龄段选择适宜的药茶。儿童患者由于味觉灵敏，尽量选择对味觉刺激性小的药茶；老年人脾胃功能虚弱，尽量选择对胃肠道刺激弱的药茶。

4）根据特殊生理期选择适宜的药茶。妇女患者于经产期需要特别注意药茶禁忌证，服用不当可引起危险的后果。

其次，药茶的疗效肯定，经得起临床的验证，但对于一些急危重症，药茶的疗效还是有限的。病情危重的患者要尽快就医，不可错过最佳治疗时间。

下篇

药茶技术的临床应用

1 焦虑症

1.1 焦虑症的概述

1.1.1 焦虑症的概念

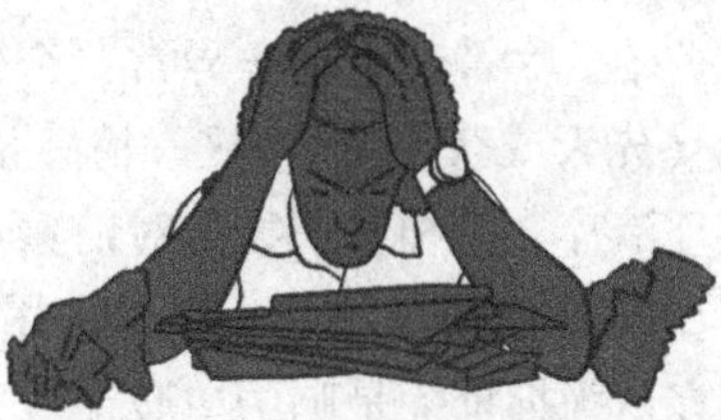

焦虑症是一种以焦虑情绪为主的神经症，又称焦虑性神经症，包括广泛性焦虑（GAD）和惊恐障碍（PD）。焦虑症是目前临床上的常见病、多发病，严重影响了患者的生活质量，随着社会和经济的发展，其发病率有逐年上升的趋势。焦虑症是以广泛和持续性紧张、担心、恐惧或发作性惊恐为特征的情绪障碍，伴有自主神经紊乱、肌肉紧张与运动性不安等自主神经系统症状的行为特征。现代医学认为本病与个体生物学特征和社会心理因素有关，主要使用药物干预，但现有药物存在缺陷，常有成瘾性、不良反应大、价格昂贵、患者依从性差等缺点；如三环类抗抑郁药对治疗焦虑症是一种有效的药物，但存在依赖性、起效缓慢、药物间相互作用等问题。

焦虑症在中医学中属于神志病范畴，但中医文献中并无焦虑症病名的记载，其内容散见于“不寐”、“烦躁”、“善恐”、“惊悸”、“脏躁”、“灯笼病”、“百合病”、“卑惵”等病证中。中医特有的整体思想和辨证论治观念使得中医在治疗这类疾病方面有着得天独厚的优势。在历代医家的实践过程中，中医在治疗本类疾病方面形成了包括中药、针灸、中医心理疗法、气功、按摩、导引、食疗等丰富多样的治疗方法和手段，并且临床中医药治疗焦虑症方面具有良好疗效，不良反应少，引起了国内外学者的广泛关注。

1.1.2 焦虑症的病因病理

1.1.2.1 西医病因病理

(1) 病因

关于焦虑症的病因众说纷纭。人们趋向把焦虑症理解为脑内病理变化的结果，心理因素通常可以作为疾病的原因起作用；任何外部事件，一般充当诱发因素，而不能起原因作用。目前，研究表明：焦虑症均为各种生物学改变等多种因素交互作用，多组织、多器官共同参与，神经、内分泌和免疫系统相互影响的结果。其病因和病理生理学机制复杂，至今尚未完全阐明。目前的研究主要集中在心理社会因素、神经生物学异常、应激生活事件及疾病三个方面。①心理社会因素：社会学研究表明，重大应激性生活事件是导致焦虑症的重要原因。如果童年没有得到父母或家庭充分的感情投入和保护，将不利于其成年后应对冲突环境中产生的恐惧。焦虑状态诱发因素往往是：青春期，终止学业，离开父母家庭，结婚，子女离家，退休，亲人、好友死亡或离去等。稳定的关系是远离焦虑很好的保护伞。②神经生物学异常：杏仁体和海马等脑区是兴奋及焦虑感的神经生理基础（先天或获得性），这一情感记忆是长期的、可被特定情景激发，但也可通过心理治疗、精神科药物等对前额皮质等部位作用而得到抑制。并且，焦虑症患者存在 5-羟色胺（5-HT）以及去甲肾上腺素（NE）等神经递质代谢异常。目前的研究认为抑郁症是脑中单胺递质，如去甲肾上腺素（NE）、5-羟色胺（5-HT）和多巴胺（DA）功能不足所致。焦虑症主要是下丘脑-垂体-肾上腺（HPA）轴、下丘脑-垂体-性腺（HPG）轴活动异常等，有学者概括为神经内分泌功能紊乱假说。赵晓琳等研究发现一氧化氮（NO）可能也是焦虑障碍的神经生物化学机制之一。③应激生活事件及疾病：某些事件会带来原有习惯环境的改变，例如，搬迁到另一所城市、失去亲密的人、失去工作或家庭，以及经历哮喘或心脏病发作的窒息感等。社会因素加上述生物、心理因素对不同患者的影响程度不同。

（2）病理

焦虑症作为一种疾病，有它的发生、发展过程。患者受心理事件刺激后，产生非理性信念，从而出现焦虑情绪，也叫做现实性焦虑。但随着时间的推移，患者由原来的一种担心变为众多的担心。即使消除了对原发事件的顾虑，患者仍处于焦虑之中，也就是说患者已陷入病态焦虑。患者所形成的病态焦虑，是因为陷入了一套观念的反馈回路（恶性循环），即由原来的一条疑虑观念引发出越来越多的继发性疑虑观念。继发性观念之所以产生，是因为焦虑反应发生后，焦虑的躯体反应、随后的行为以及医治过程皆可成为新的、继发的心理事件。例如，由于焦虑引起的心慌、心跳而担心心脏病，因得不到恰当治疗而担心疾病永远医治不好，某些广告不良暗示产生担心患精神病等。因此，焦虑症是由于心理事件的作用产生现实性焦虑，随后建立了观念性的恶性循环，形成病态焦虑。显然，这一过程是发生于意识层面的。

在讨论焦虑症的机制时，还必须考虑意识与脑的上下关系问题。R. W. 斯佩里表示，意识和脑的关系中，始终存在着“上向”和“下向”的相互作用。临床工作中可见到，患者的非理性信念的自我控制力削弱。在意识的理解方面，患者很清楚地明了某一观念（如总担心被车撞）是不合理的，但一旦到了车道旁，却又不由自主地害怕起来，难于控制。如何理解这一现象呢？笔者推测，是由于意识活动影响了脑的生理过程，以至扰乱了脑生理的协调、秩序状态，于是脑神经生理层次对意识层次的统摄力下降，从而导致意识活动的稳定性差，因而患者觉得自己的意识内容飘忽、浮泛，观念难于控制以及出现疑虑观念的泛化。意识内容影响脑生理状态，反过来又出现意识的浮泛与飘忽，那么在焦虑症中其关键性契机又是什么呢？目前研究认为，主要是睡眠不足。当心理事件发生后，对患者构成了精神刺激，导致心因性失眠，表现为难以入睡与易醒等。如果患者未能在适应与耐受的时限内消除对事件的非理性看法，失眠将持续存在，于是得不到充分睡眠而导致脑生理的紊乱。

因此，焦虑症的发生机制主要从以下三方面考虑：一是在意识层面形成了观念性恶性循环；二是在意识与脑的相互关系中，意识影响了脑并扰乱了脑的生理性协调与秩序状态，削弱了脑对意识活动的统摄力，使意识内容浮泛与飘忽，从而为观念性恶性循环的建立提供了条件；三是意识主要是通过睡眠机制扰乱脑的生理状态的。

1.1.2.2 中医病因病机

(1) 病因

焦虑症属中医神志病范畴。其是由于七情太过或不及或持续时间太长所引发的多种病症。焦虑症往往会导致脏腑失和，气血、阴阳不调，其危害性逐渐引起中医界的重视。

(2) 病机

中医学认为，焦虑情绪与七情中的“惊”、“恐”有较高的相关性，与心、肝、肾三脏关系密切。焦虑症归属于“惊”、“恐”、“惊悸”（心悸）、“不寐”等范畴，与郁病中的“火郁”、“奔豚病”也有一定联系。其病机主要体现于肾-肝-心轴上，肝郁化火是其病机关键，心肾不交是其必然病理转归。

首先，中医认为肾的精气不足是焦虑症产生的内在病理基础。人体所藏之精气是人的精神活动的物质基础，而精气是大脑活动的物质基础。肾之精气（包含肾阴和肾阳）的盛衰直接关系到脑髓的盈亏及大脑功能的正常发挥与否。“肾藏志”，而这个“肾”正是焦虑症等精神疾病发生的根源。肾阴肾阳为全身阴阳之根，而肾阳则是一身阳气之根，如《类经图翼·大宝论》所言：“天之大宝，只此一丸红日，人之大宝，只此一息真阳”，“五脏之阳非肾阳不能生”，故肾阳若衰，则五脏之阳皆弱；又阴阳互根，久之则五脏之阴亦损。人以五脏为中心的体质因素是情志致病的内在基础。在强烈外界刺激的作用下，肾阳虚、体质较弱之人易发生功能失调而出现心身障碍，而同样的刺激强度下，肾阳不虚、体质较强者则不易发生气机的紊乱，更不会出现各种心身障碍。正如《杂病源流犀烛·诸郁源流》言："诸郁，脏气病也，其原本于思虑过深，更兼脏气弱。"如果个人体质为阳弱阴盛型，其功能活动的一个共同之处就是肝脏气机易郁易滞，因"阳化气"，阳虚则气弱，阳气虚弱则运行无力故易于郁滞，进一步影响到血、痰、湿、食、火，进而形成症状变化多端的神志病。肾藏五脏六腑之精，肾阴虚则会使五脏六腑失于濡养，导致心、肝、脾等脏腑功能失调而出现各种情志异常的表现。由于所累及的脏腑不同，其临床表现亦各不相同。肾阴虚，精血不足，不能滋养肝木，肝失疏泄而肝气郁滞，表现在情志精神上则为精神紧张不安、抑郁、善太息、心境低落、常哭泣，伴胸胁胀满；肾阴虚，肝血亦不足，阴不制阳，肝阳上亢，表现为精神紧张不安，情绪急躁易怒，不能自制，伴头晕耳鸣；肾阴亏虚，不能上济心火，致使心火亢盛，扰乱心神，出现恐惧惊慌、心烦不宁、健忘、失眠、精神思想不集中，或伴心悸等症状。肾精不足，精不能化气，于是肾气也更加衰退，此即阴损及阳所致之肾阴阳两虚，此时五脏之阳不能生，而五脏之阴不能滋，五脏虚损益甚，则更易发生焦虑症等精神疾患。

其次，肝胆郁而化火是焦虑症发作的病机关键。肝藏血，调节血量，为阴中之少阳，主疏泄，喜调达而恶抑郁，关系着全身气机的调畅。此外，肝藏魂，而魂与精神情绪的调节有关。作为人体的"功能阀"，肝具有调节机体功能、使之勿太过和不及的作用。如果肝的疏泄失常，主要有：忧思过度，气机不畅，肝气郁久化热，扰乱心神；气郁则津凝为痰，痰气交阻，心神失养；情志忧郁，肝失疏泄；有余之气日久化火，炼液成痰，气、痰、热互结，蒙蔽心神；忧思气结，气滞血瘀，久之化热生火，循经上扰，则心神不宁；除肝气郁结外，肝阳上亢、肝风内动，也可扰动心神导致焦虑。《素问·灵兰秘典论》言："胆者，中正之官，决断出焉"，说明生理状态下，胆有助于抵御外界不良精神刺激影响，维持人体气血正常运行和脏腑功能协调的作用。一旦脏腑功能异常即胆胃不和，表现为胆腑失用、胃气上逆，水谷不化，则痰热内生，气机逆乱，扰乱心神亦可导致本病。

1.1.3 焦虑症的临床表现

焦虑症患者常表现出焦虑、恐慌和紧张的情绪，感到最坏的事即将发生，常坐卧不宁，缺乏安全感，整天提心吊胆，心烦意乱，对外界事物失去兴趣。严重时可有恐惧情绪，对外界刺激易出现惊恐反应，常伴有睡眠障碍和自主神经不稳定现象。焦虑型人格障碍的最大特点是行为退缩、心理自卑，面对挑战多采取回避的态度或无法应付。焦虑症患者的情绪表现为非常不安与恐惧，常常对现实生活中的某些事情或将来的某些事情表现出过分的担忧；有时也可有无明确目标的担忧。这种担心往往与现实极不相称，使患者感到非常痛苦；还可伴有自主神经亢进、肌肉紧张等自主神经紊乱症状。焦虑症导致的疾病很多，如神经性头痛、头晕、头昏、失眠、多梦；记忆差、反应迟钝、神经衰弱；多汗、虚汗、盗汗、怕冷、怕风；脖子肌肉僵硬、关节游走性疼痛、患肢痛；慢性咽喉炎、口腔溃疡；神经官能症、胃神经官能症；肠易激综合征、结肠炎、慢性胃炎；早泄、易感冒、免疫力低下。

1.1.4 焦虑症的临床诊断

1.1.4.1 西医诊断

正常的紧张与病理性焦虑不同，正常的紧张所表现的是对现实客观威胁的一种情绪反应，这种情绪反应与现实威胁相适应。其特点是焦虑的强度与现实威胁的程度相一致，并随现实威胁的消失而消失，因而具有适应性意义，它有利于个体动员身体的潜能和资源来应对现实的威胁。因此，一定的焦虑是人类适应和解决问题的基本情绪反应。焦虑症中的焦虑症状是原发的，凡继发于高血压、冠心病、甲状腺功能亢进等躯体疾病的焦虑应诊断为焦虑综合征。其他精神病理状态如幻觉、妄想、疑病症、强迫症、抑郁症等伴发的焦虑，不应诊断为焦虑症。

(1) 一般诊断

焦虑症是一种以焦虑情绪为主的神经症，主要分为惊恐发作和广泛性焦虑两种。

惊恐发作（PD）是指在一段特定时期内突然发生强烈的担忧、害怕及恐惧，并常伴随着即将死去的感受。发作时常有呼吸困难、心悸、胸痛或不适、梗死感或窒息感、害怕即将发疯或失去控制等症状。在1个月内至少有三次惊恐发作，或在首次发作后继发害怕再发作的焦虑持续1个月；患者因难以忍受又无法解脱而感到痛苦。症状的诊断标准除了具备神经症的特征以外，还必须以惊恐发作为主要临床表现。症状特点符合以下四项：①发作无明显诱因、无相关的特定情景，发作不可预测；②在发作间歇期，除害怕再发作外，无明显症状；③发作时表现强烈的恐惧、焦虑及明显的自主神经症状，并常有濒死恐惧、失控感等痛苦体验；④发作突然开始，迅速达到高峰，发作时意识清楚，事后能回忆。

广泛性焦虑（GAD）是指持续6个月以上，以缺乏明确对象和具体内容的提心吊胆，及紧张不安为主的焦虑症，伴下列症状和体征：运动性紧张增加（疲乏、颤抖、坐立不安、肌肉紧张）；自主神经系统兴奋（呼吸急促、心率加快、口干、手冷、头昏），但无惊恐发作；警觉增高（神经紧张感、易惊跳、注意缺损），患者因难以忍受又无法解脱而感到痛苦。在临床实践中，患者通常在开始阶段不愿接受焦虑症的诊断，更倾向于接受躯体症状相关的诊断名称，比如，自主神经功能紊乱、功能性综合征等；而且对抗焦虑药物效果很怀疑，对其不良反应担忧。这时不必强调给予诊断标准，重点是向患者耐心解释焦虑症状的生理机制和抗焦虑药物的作用机制，可在很大程度上消除患者的疑虑，从而提高治疗的依从性。

（2）鉴别诊断

对于焦虑症和抑郁症的区别这个问题，一直困扰着很多人，焦虑症与抑郁症这两种名字相近的症状是两种不同的心理疾病，都属于神经官能症的范畴。它们有着共同的联系，也有着本质的区别。

首先，抑郁症是神经症的一种。表现为情感低落、思维迟缓以及言语动作减少。世界卫生组织、世界银行和哈佛大学的一项联合研究表明，抑郁症已经成为中国疾病负担的第二大病。引起抑郁症的因素包括遗传因素、体质因素、精神因素等。近些年利用中医药在临床上取得进展性突破，中医激活平衡调控三联疗法通过补精益气、调节神经细胞扰乱和丘脑、大脑分泌异常，三效合一，从内及外整体调理治疗。焦虑症又称焦虑性神经症，是以广泛性焦虑症（慢性焦虑症）和发作性惊恐状态（急性焦虑症）为主要临床表现，常伴有头晕、胸闷、心悸、呼吸困难、口干、尿频、尿急、出汗、震颤和运动性不安等症，其焦虑并非由实际威胁所引起，或其紧张惊恐程度与现实情况很不相称。

其次，两者的病因也不尽相同。抑郁症产生的病因有以下几方面：一是遗传因素；二是生物化学因素；三是环境因素和应激；四是性格因素。焦虑症产生的病因有以下几方面：一是躯体疾病或者生物功能障碍，虽然不会是引起焦虑症的唯一原因，但在某些罕见的情况下，病人的焦虑症状可以由躯体因素而引发；二是认知过程或者思维在焦虑症状的形成中起着极其重要的作用；三是在有应激事件发生的情况下，更有可能出现焦虑症。而甲状腺素、去甲肾上腺素这些和紧张情绪有关的激素的分泌紊乱（过量）则对以上过程有放大作用。

1.1.4.2 中医诊断

现代中医临床研究分析表明，在临床上出现率在30%以上的焦虑症症状按照发生率高低依次为：多虑、身困乏力、心烦易怒、睡眠差、情绪低落、健忘、心悸、神疲懒言、头晕、易醒、口干、胸闷气短、多梦、易惊、目眩、善太息、目干、恶寒、头胀、面色无华、喜悲善哭、胸胁不适、腰酸、耳鸣、口苦、走路头重脚轻、头痛、梅核气、纳呆、腹胀、小便频数等状。最常见的舌象是淡红舌薄白苔，脉象以细脉多见。焦虑症的主要症状为焦虑的情绪体验、自主神经功能失调及运动性不安。中医临床上也分为急性焦虑和广泛性焦虑两种表现形式。

(1) 急性焦虑

急性焦虑即惊恐发作。这是一种突如其来的惊恐体验，仿佛疯狂将至、死亡将至。患者宛如大祸临头、濒临末日，惊恐万状、四处呼救。惊恐发作伴严重的躯体症状，主要有三个方面：一是有心脏症状，如胸痛、心悸等；二是有呼吸系统症状，如呼吸困难、胸腔压迫感，严重时有窒息感等；三是有神经系统症状，如头痛、头晕、感觉异常，也可有全身或四肢瘫软等。

急性焦虑发作通常突发突止，一般持续数分钟便自行缓解，发作过后患者仍心有余悸，虚弱无力。有的患者需经若干天才能完全恢复。反复发作者往往有预期焦虑，担心症状再发导致不治身亡。

(2) 广泛性焦虑

广泛性焦虑又称慢性焦虑，是焦虑症最常见的表现形式。患者长期感到紧张和担心。做事心烦意乱，没有耐心；与人交往时紧张不安，无法静心；遇到突发事件时惊恐失措、六神无主，极易往坏处想；即便是休息时，也坐卧不宁，担心飞来横祸。患者如此惶惶不可终日，并非由于客观存在的实际威胁，而纯粹是一种连自己也难以理喻的主观过虑。伴有自主神经功能失调的症状，表现为心悸、心慌、出汗、胸闷、气促、口干、便秘、腹泻、尿频、尿急、皮肤潮红或苍白，有的病人还可能出现阳痿、早泄、月经紊乱等症状。伴有运动性不安，主要包括舌、唇、指肌震颤，坐立不安、搓手顿足、肢体发抖、全身肉跳、肌肉紧张性疼痛等。

根据焦虑症常见的临床症状，结合中医四诊，可将焦虑症分为以下七个证型：①痰火扰心证；②心火旺盛证；③心阴亏虚证；④气血不足证；⑤心胆气虚证；⑥肝郁血虚证；⑦肾阴亏虚证。

1.2 药茶技术在焦虑症中的应用

临床上现代医学对焦虑症的治疗主要为药物干预和心理调节两方面。用于治疗焦虑的西药种类繁多，虽疗效较好，但具有成瘾性、耐药性较强，不良反应较多的缺点。近年来，中医药治疗焦虑症的临床研究报道逐渐增多，其结果表明中医药治疗焦虑症相比西药具有安全可靠、毒性作用小、依赖性低、可连续长期应用的特点。中医认为“药食同用”、“药食同源”，意思是食物也是药物，在中医学理论指导下食物与药物有机结合，对人体同样有治疗作用。药茶作为中医学临床治疗的一种方法，在疾病及证型诊断明确之后，确立治则与治法，选择相宜的药茶饮品，给予针对性的治疗，是十分有效的。药茶所选用的茶叶和药物，多是生活中一些性味平和的常见中药材，取材容易，烹制简便，经济实惠，服用方便，把养生保健、防病治病寓于日常生活当中，寓治疗于享受之中。在制作过程中，可根据使用者的具体情况、爱好等调整用量，还可根据食药的性质，灵活选择，辨证加减，药证合拍，久服必能收到良好效果。下面介绍几个焦虑症的常见证型及相应的药茶技术。

1.2.1 技术一

主症 惊恐不安，急躁易怒，头昏目眩，口干口苦，舌红，苔黄厚腻，脉弦滑数。

治则 泄火逐痰。

茶方 黄连竹茹茶。

用药 黄连3g、竹茹15g、茵陈15g、茯神30g、甘草3g。

制法及服法 将茯神切成碎片，与黄连、竹茹、茵陈、甘草一起置入茶杯内，倒入刚煮沸的水，盖严杯盖，时隔15～30分钟后即可服用。徐徐饮用，可以边饮边加开水，日服一剂。

注意事项 患者须在医生指导下用药，切勿自行服用，服药期间注意保持心情愉快。此药茶组成药味多属清热药，久服易苦寒伤阳，宜中病即止；另外服药期间注意保持心情愉快。

按语 ①黄连的现代药理研究。黄连具有中枢抑制作用，小檗碱可使小鼠自发活动减少，协同戊巴比妥钠的催眠作用。小檗碱、黄连碱均为季铵类的生物碱，不易透过血脑屏障而中枢抑制作用较弱，叔胺类生物碱，如四氢小檗碱、四氢黄连碱因易透过血脑屏障而使中枢抑制作用增强。②茵陈蒿的现代药理研究。茵陈蒿具有解热、镇痛、消炎作用，茵陈浸剂对家兔人工发热有解热作用。茵陈素对正常小鼠体温有明显降温作用。茵陈有明显的镇痛消炎作用，发挥该作用的主要成分是蒿属香豆精，其在醋酸扭体法和热板法中均有镇痛作用；在角叉菜胶浮肿法早期有消炎作用。

1.2.2 技术二

主症 情绪不宁，心烦不安，兼口舌生疮、渴欲饮冷，舌苔薄黄，脉数。

治则 清心泻火。

茶方 导赤茶。

用药 生地30g、竹叶10g、甘草梢3g、黄连10g。

制法及服法 将生地切成碎片，与黄连、竹叶、甘草梢一起置入茶杯内，倒入刚煮沸的水，盖严杯盖，时隔15～30分钟后即可服用。徐徐饮用，可以边饮边加开水，日服一剂。

注意事项 患者须在医生指导下用药，切勿自行服用，服药期间注意保持心情愉快。此药茶组成药味多属清热药，久服易苦寒伤阳，宜中病即止。

按语 甘草的现代药理研究。甘草具有保泰松或氢化可的松样的抗炎作用，其抗炎成分为甘草酸和甘草次酸。甘草次酸对大鼠的棉球肉芽肿、甲醛性脚肿及皮下肉芽肿性炎症等均有抑制作用，其抗炎效价约为可的松或氢化可的松的1/10。对大鼠角叉菜胶性脚肿和抗炎效佳，以氢化可的松为1，则甘草酸、甘草次酸分别为0.14和0.03。甘草甜素有抑制肉芽形成的作用，对延迟型过敏症的典型结核菌素反应有抑制效果。甘草酸和甘草次酸，对炎症反应的Ⅰ、Ⅱ、Ⅲ期都有抑制作用。小鼠静脉注射甘草酸25～50mg/kg，可明显抑制天花粉引起的被动皮肤过敏反应。甘草黄碱酮有抑制小鼠角叉菜胶浮肿和抑制敏感细胞释放化学传递物质作用。甘草抗炎作用可能与抑制毛细血管的通透性有关，或与肾上腺皮质有关，也有人认为，甘草影响了细胞内生物氧化过程，降低了细胞对刺激的反应性从而产生了抗炎作用。

1.2.3 技术三

主症 善恐易惊，神疲乏力，夜寐不安，舌苔薄白，脉虚数。

治则 养阴清热安神。

茶方 滋阴清心茶。

用药 麦冬10g、茯神30g、酸枣仁15g、百合15g、甘草3g。

制法及服法 将茯神切成碎片，与麦冬、酸枣仁、百合、甘草一起置入茶杯内，倒入刚煮沸的水，盖严杯盖，时隔30分钟后即可服用。徐徐饮用，可以边饮边加开水，日服一剂。

注意事项 患者须在医生指导下用药，切勿自行服用，服药期间注意保持心情愉快。服药期间应忌食辛辣刺激性食物。

按语 ①酸枣仁的现代药理研究。酸枣仁主要有效成分为酸枣仁皂苷、酸枣仁黄酮、酸枣仁油等，据现代药理学研究，酸枣仁具有镇静催眠、抗惊厥、抗心律失常、抗心肌缺血、降压、降血脂、增强免疫等药理作用。②茯神的现代药理研究。实验动物用茯神10～20g/kg灌胃后，进入安静欲睡状态，但无睡眠现象；对于苯甲酸钠咖啡因（安钠咖）兴奋之小鼠，以茯神煎剂5g/kg做腹腔注射，能使其镇静，镇静率为90%，镇静指数3.11；若改用20g/kg灌胃，则镇静率为85.7%，镇静指数1.64。③百合的现代药理研究。小鼠停食8小时后，分别注射百合20g/kg，用酸枣仁做阳性对照，空白用生理盐水，给药30分钟腹腔注射戊巴比妥钠40mg/kg，以翻正反射消失到恢复的时间作为睡眠时指标。同时观察对戊巴比妥钠阈下剂量睡眠率的影响。均显著地增加戊巴比妥钠睡眠时间及阈下剂量的睡眠率，提示有明显的镇静作用。

1.2.4 技术四

主症 多虑不解，惶惶不可终日，胸闷心悸，失眠健忘，面色苍白无华，自汗，脉弱。

治则 补气安神。

茶方 胶参茶。

用药 阿胶10g、人参10g、远志10g、茯神30g。

制法及服法 将茯神、人参、阿胶、远志、切成碎片一起置入茶杯内，倒入刚煮沸的水，盖严杯盖，时隔25~30分钟后即可服用。徐徐饮用，可以边饮边加开水，日服一剂。

注意事项 患者须在医生指导下用药，切勿自行服用，服药期间注意保持心情愉快。对于邪实而证不虚的患者应忌服。

按语 远志的现代药理学研究。远志具有镇静、抗惊厥的作用。远志根皮、未去木心的远志全根和根部木心对巴比妥类药物均有协同作用。大鼠口服远志提取物后，在血和胆汁中发现了能延长小鼠戊巴比妥钠睡眠时间的活性物质3，4，5-三甲氧基肉桂酸（TMCA）、甲基-3，4，5-三甲氧基肉桂酸（MTMCA）和对甲氧基肉桂酸（PMCA），提示远志水提物中含有TMCA的天然前提药物。进一步对远志中的活性成分3，4，5-三甲氧基肉桂酸（TMCA）进行研究，在大鼠脑室内注射促肾上腺皮质激素释放激素可增加蓝斑内的去甲肾上腺素含量，该作用可被脑室内注射TMCA而抑制，提示TMCA可能是通过抑制蓝斑中的去甲肾上腺素的含量而起到镇静作用。远志皂苷E、F、G等可非竞争性地抑制CAMP磷酸二酯酶，其IC50与罂粟碱相当。

1.2.5 技术五

主症 坐卧不宁，紧张不安，伴气短，面色苍白，脉弱，素日遇事胆怯。

治则 益气，定惊安神。

茶方 安神定惊茶。

用药 党参10g、石菖蒲10g、龙齿30g、茯神30g、白术10g。

制法及服法 先将龙齿捣碎，再将茯神、白术、党参切成碎片，与石菖蒲一起置入茶杯内，倒入刚煮沸的水后盖严杯盖，时隔15~30分钟后即可服用。徐徐饮用，可以边饮边加开水，日服一剂。

注意事项 患者须在医生指导下用药，切勿自行服用，服药期间注意保持心情愉快。在服药期间配合心理辅导效果更好。

按语 石菖蒲的现代药理研究。①石菖蒲具有调节神经系统作用。高效液相色谱-电位学检测器观察石菖蒲对小鼠脑组织中单胺类神经递质及其代谢物含量的影响表明，石菖蒲能降低5-羟吲哚乙酸、多巴胺、3，4-二羟基苯乙酸及高香草酸的水平，说明石菖蒲可能是通过降低单胺类神经递质起到中枢神经镇静的作用。②石菖蒲具有抗惊厥作用。石菖蒲醇提取物能明显对抗大鼠、小鼠的最大电休克发作和小鼠的戊四氮最小阈发作及小鼠士的宁惊厥反应，说明石菖蒲醇提取物具有明显的抗惊厥作用。小鼠自发活动、阈下剂量戊巴比妥钠协同实验、抗回苏灵（二甲弗林）所致惊厥实验、抗缺氧及游泳实验表明，石菖蒲总挥发油是镇静、催眠、抗惊厥的主要部位，α-细辛醚及β-细辛醚是石菖蒲上述作用的主要活性成分。

1.2.6 技术六

主症 善惊易恐，伴胸胁胀满，虚烦易怒，舌色暗苔薄，脉细弱。

治则 疏肝理气、养血宁神。

茶方 黑逍遥茶。

用药 熟地20g、柴胡10g、白芍15g、当归身15g、白术10g、茯神30g。

制法及服法 将柴胡、当归身、熟地、茯神切成碎片，与白芍、白术一起置入茶杯内，倒入刚煮沸的水，盖严杯盖，时隔25～30分钟后即可服用。徐徐饮用，可以边饮边加开水，日服一剂。

注意事项 患者须在医生指导下用药，切勿自行服用，服药期间注意保持心情愉快。服药期间保持心情愉快。

按语 白芍的现代药理学研究。白芍具有中枢抑制作用和明显镇痛作用，芍药水煎剂0.4g（生药）/10g灌胃能显著抑制小鼠醋酸扭体反应。白芍总苷5～40mg/kg肌内或腹腔注射，呈剂量依赖性地抑制小鼠扭体、嘶叫和热板反应，并在50～125mg/kg腹腔注射时抑制大鼠热板反应。小鼠扭体法的ED50为27mg/kg，热板法的ED50为21mg/kg。作用高峰在给药后的0.5～1小时。此外尚可分别加强吗啡、可乐定抑制小鼠扭体反应的作用。总苷的镇痛作用可能有高级中枢参与，但不受纳洛酮的影响。白芍有镇静作用，1g/kg腹腔注射能抑制小鼠自发活动，增强环己巴比妥钠的催眠作用，芍药注射液皮下注射也能延长戊巴比妥钠的催眠时间。芍药苷1mg/只，脑室内注入，使大鼠镇静，5～10mg引起睡眠和肌肉松弛。

1.2.7 技术七

主症 恐惧紧张，惶惶不安，伴腰膝酸软，精神委靡，虚烦盗汗，潮热遗精，脉弱。

治则 滋肾育阴。

茶方 滋肾茶。

用药 熟地10g、山茱萸10g、茯神30g、山药15g。

制法及服法 将山药捣碎，茯神切成碎片，与熟地、山茱萸一起置入茶杯内，倒入刚煮沸的水，盖严杯盖，时隔30分钟后即可服用。徐徐饮用，可以边饮边加开水，日服一剂。

注意事项 患者须在医生指导下用药，切勿自行服用，服药期间注意保持心情愉快。服药期间忌食辛辣刺激性食物。

按语 熟地的现代药理研究。用三碘甲腺原氨酸（T_3）给予大鼠造成阴虚模型并给予熟地水煎液3ml（70%浓度），共6天，然后测定各数据。结果正常对照组与给药组相比，用药前后无论是体征、体重改变、24小时饮水量与尿量以及各相关激素：T_3、甲状腺素（T_4）和醛固酮（AD）的血浆浓度均无显著差异（$P>0.05$）。但造模以后，阴虚组和正常组相比，则有显著变化，如兴奋好斗，体重减轻，24小时饮水量及尿量增加，T_3浓度升高，T_4、AD浓度降低等。而阴虚大鼠给予熟地后上述症状及各项指标均显著改善，趋于正常（和阴虚组相比）。如阴虚加熟地组和阴虚组相比，血浆AD浓度显著升高（$P<0.05$），24小时尿量显著减少（$P<0.01$），提示熟地黄具有滋补肾阴的作用，与改善体内AD水平有关。阴虚给药组血浆中T_3、T_4浓度明显改善（T_3浓度降低，T_4浓度升高），并趋于正常。表明熟地黄不仅能通过对全身的调节作用，改善阴虚症状，还能对异常的甲状腺素状态起调节作用。

2 抑郁症

2.1 抑郁症的概述

2.1.1 抑郁症的概念

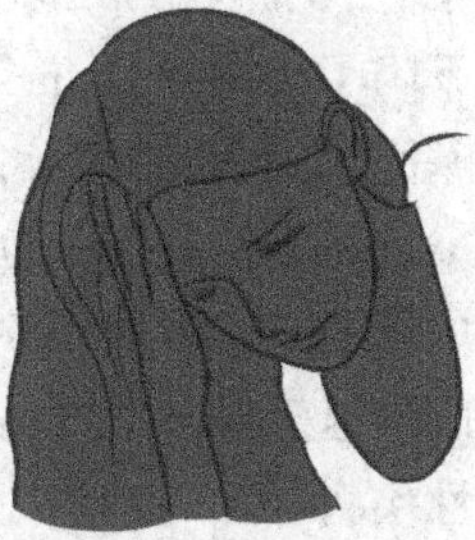

抑郁症是指以持久（至少已持续2周以上）的情绪低落、大脑反应迟钝、活动能力减退为主要临床特征的一类精神障碍。本病临床甚为常见，好发于秋冬季节，以女性发病居多，并多有郁怒、悲哀、忧愁等情志所伤史，常伴有睡眠障碍、躯体不适、食欲减退等症状。临床上根据疾病的严重程度不同分为三度，轻度表现为入睡困难、早醒，或睡眠过多；食欲减退或体重明显减轻；性欲减退。中度表现为情绪低落，闷闷不乐，唉声叹气，寡言少动。自觉乏力，精力减退，力不从心。各种兴趣丧失，无愉快感，思维联想困难，思考能力下降，反应迟钝，负疚感或自责自罪，自我评价过低，有今不如昔之感。重度表现为对生活失去信心，悲观消极、厌世，反复出现想死的念头或有自杀、自伤行为。这是一种发病率、伤残率高，病死率也较高的疾病，严重地困扰了患者的生活和工作，给家庭和社会带来了沉重的负担。据世界卫生组织统计，抑郁症已经成为世界第四大疾患，预计到2020年，可能成为仅次于冠心病的第二大疾病。本病相当于现代医学的神经衰弱、神经官能症等。另外，也见于更年期综合征及反应性精神病等，均可参考治疗，应排除器质性精神障碍，或精神活性物质和非成瘾物质所致抑郁。

抑郁症属于中医“郁病”范畴，涉及“失眠”、“善忘”、“癫证”、“百合病”等相关病证。

2.1.2 抑郁症的病因病理

2.1.2.1 西医病因病理

（1）病因

到目前为止，抑郁症的发病机制还不清楚，并没有明确的疾病体征和实验室指标，可以大致地把抑郁症归结为生理、心理、社会等诸多因素相互作用的结果。以下是比较公认的病因假设。

1）遗传因素

据流行病学调查研究显示，与患者血缘关系越近的人，患病率越高，患抑郁症的母亲所生的子女患病的概率明显较高。全国情感障碍研究组调查了38 136人，发现单相抑郁者一级、二级亲属中，抑郁症患者占情感障碍者的83.3%。早在复杂的基因图表术证实抑郁症的遗传性之前，对于孪生子的研究也支持遗传因素起一定作用的结论。例如，同卵孪生子中，如有一个患躁狂症或抑郁症，其他孪生子有70%～80%的可能性也患此病；非同卵孪生子中，这种患同类疾病的可能性下降了75%。Holmes等在研究载脂蛋白*E*基因与抑郁症的关系时发现，其等位基因*E*2可使抑郁症的发病年龄推迟。抑郁症遗传方式，有学者提出为单基因常染色体显性遗传，也有学者提出是多基因共同作用，还有学者根据抑郁患者家属中母传子较多的现象，提出X性连锁基因遗传，但在以后的研究中却屡有父传子的报道。现多认为情感疾病是由遗传和环境多因素相互作用的结果，是一组异源性疾病。

2）心理社会因素

家庭破裂、亲人死亡、社会人事关系紧张、个人重大疾病、生活以及学习中的困难和挫折等重大突发性事件使患者的身心受到打击并且作为一种长期存在的痛苦的感觉使患者不能释怀，被认为是促使抑郁症发生和发展的因素。大多数情况下，这种抑郁情绪是短暂的，而某些具有易患倾向的人，则易发展成抑郁症，其情绪低落及抑郁症状会一发而不止，需要治疗。要特别注意区分抑郁症的不同病因，如环境因素、生物学因素及遗传因素，还要弄清是一般的情绪低落，还是抑郁症，将它们混为一谈只会增加麻烦。情绪低落常见于贫穷、被剥夺某种权利或缺乏社会支持的人，然而在这些不利环境压力下的受害人群中，是否抑郁症的患病率特别高，并不能肯定。关于社会心理因素、环境与抑郁症的关系，美国精神卫生研究院调查了精神病相关情况，包括有精神疾患治疗和从未有精神疾患治疗经历的近2万名成年人..他们的研究结果显示，大概有不到10%的人患有抑郁症。有关报道显示，第二次世界大战后，各种不利的社会因素导致了抑郁症患者数量加大，而这些人以年龄分类的中老年人和以性别分类的妇女占有相当大的一部分。据统计，老年组比其他年龄组自杀率明显高。老年人因机体老化，对躯体疾病及精神挫折的耐受力日趋减退，受各种负性事件影响的机会越多，而且老年心理问题长期得不到社会的关注，老年抑郁症患者就医时往往把重点放在叙述症状方面，因此老年抑郁症不易被诊断；已婚妇女承受家庭、工作两副重担，离婚妇女还要承受单亲家庭的困苦和压力，这些是她们抑郁症患病率较高的原因。

3）个性特征

易患抑郁症者一般性格内向、偏执、孤僻、敏感、脆弱、交际能力差、情绪变化太快、思虑过度、悲观厌世。

(2) 病理

抑郁症严重地危害着人类的健康，至今仍不十分清楚其发病的确切机制，目前其病理主要有以下几大学说。

1）单胺假说

单胺假说是抑郁症最有名的假说之一，认为抑郁症患者脑内单胺递质活性降低。常用的抗抑郁新药筛选模型如利血平拮抗、高剂量阿扑吗啡拮抗及5-羟色胺酸诱导的行为抑制等皆是在此假说基础上建立的。多项研究表明，多巴胺（DA）是心境障碍的一个关键生物学递质。钟晓明等应用21天未预知慢性应激建立小鼠抑郁模型，采用高效液相色谱-电化学法检测小鼠大脑组织单胺类神经递质（DA、NE、5-HT）含量，结果显示，慢性应激抑郁模型小鼠脑内单胺类神经递质含量明显降低，自行研制的中药新药苏郁胶囊能增加抑郁模型小鼠大脑单胺类神经递质含量。王景霞等应用嗅球损毁建立大鼠抑郁模型进行实验研究发现，苏郁胶囊能通过增加脑内5-HT含量改善抑郁模型大鼠的行为异常。另有实验证实，抑郁症可能还与突触前膜肾上腺素A2受体超敏有关，因此A2受体拮抗剂可能是抑郁症治疗的新策略。

2）下丘脑-垂体-肾上腺轴（HPA）调节异常假说

众多临床研究显示，社会心理应激是导致抑郁症发病及复发的一个主要原因，应激与抑郁症的病因和病理机制的关系，已成为国际学术界的研究热点。HPA轴功能亢进是抑郁症的神经内分泌机制研究中较为公认的。早期研究发现，抑郁症患者存在糖皮质激素水平及其调节异常，抗糖皮质激素具有抗抑郁疗效。现在大量临床研究显示，抑郁症患者血浆皮质激素释放激素（CRH）、促肾上腺皮质激素（ACTH）和皮质醇（CORT）浓度明显升高。钟晓明等的实验研究亦证实，慢性应激抑郁模型大鼠血浆ACTH及CORT浓度明显升高，苏郁胶囊能通过降低慢性应激抑郁大鼠血浆CORT及ACTH浓度而逆转抑郁大鼠的行为异常。

3）神经退行性疾病假说

很多研究结果表明，抑郁症患者中枢和外周脑源性神经营养因子（BDNF）水平降低，这种现象可以被抗抑郁药物治疗所逆转，结果提示，抑郁症可能是一种神经退行性疾病。BDNF调控神经细胞的生存、生长、分泌和凋亡，可能通过影响海马区神经细胞再生及突触可塑性，保护应激引起的神经元损伤，其功能异常可能参与了抑郁症的病因与病理过程，但具体作用机制尚待明确。脑成像研究证实，抑郁症患者左右两侧海马较之正常人显著缩小，中药可以改善抑郁症此病理症状，修复海马神经元形态，使神经元的功能恢复。研究证实，抑郁症与缺乏BDNF的营养支持有关，且侧脑室注射神经生长因子（NGF）或睫状神经营养因子（CFTN）皆能改善抑郁模型大鼠的行为异常及海马神经元损伤，呈现抗抑郁活性。

4）神经回路学说

2007年，中国科学院上海生命科学研究院神经科学研究所客座研究员、美国杜克大学教授冯国平在国际权威学术期刊 *Nature* 发表了一项最新研究成果，首度揭示了抑郁、强迫和焦虑的生理机制，指出“皮质-纹状体-丘脑-皮质回路”出现信息传导不畅是神经症的病理原因，而在清华大学出版社的著作《心灵杀毒2.0——弗洛伊德的拼图》中也进一步指出抑郁症是心灵呼吸的哮喘，发明了以此原理开发的缓解焦虑、解除抑郁的辅助心理自助方法，说明神经回路信息传导不畅与抑郁症相关。

5）神经递质学说

抑郁症可表现为心理功能和整体精神活动的全面性低下状态，这些症状可能是由大脑神经递质在神经突触间的浓度相对或绝对不足造成的。实验室发现抑郁症患者大脑中缺少去甲肾上腺素和5-羟色胺两种神经递质，神经系统对这两种神经递质的再摄取可以被抗抑郁药所抑制，这使得突触间隙此两种递质浓度增加而产生了抗抑郁作用。

2.1.2.2 中医的病因病机

（1）病因

七情内伤是导致郁病的主要原因，但情志因素是否会造成郁病，除与精神刺激的强度及持续时间的长短有关之外，也与自身状况有极为密切的关系。素体虚弱或性格内向者为郁病发生的体质因素。忧思郁怒、精神紧张、思虑过度、悲哀忧愁等情志刺激，均可使肝气郁结、脾失健运、心血耗伤，渐至脏腑气血失调而成郁病。

（2）病机

病位在脑，与肝、心、脾三脏关系密切。基本病机为肝气郁结，脾失健运，心神失养，导致脏、腑、精、气、血、津液、阴阳失调。郁证初起的主要病机是七情所伤，肝失条达，气失疏泄而成气郁。由气及血，可成血瘀；气滞湿阻，则大便溏泄；湿聚为痰则咽中有异物感；气郁化火与湿邪相合则为肝胆湿热证；气滞痰湿不化则为食积。此六郁互为因果又相互夹杂。久病则心、肝、脾、肾四脏受损，而转化为心脾两虚、心肾不交、心胆气虚等证。

1）气郁

气郁是指某些脏腑经络或局部气机郁滞的病理变化。气郁主要是由于情志内郁，或痰、湿、食、积、瘀血等阻滞，以及外伤侵袭、用力努伤、跌扑闪挫等因素，使气机郁滞而不畅，从而导致某些脏腑经络的功能失调或障碍所致，以闷胀、疼痛为其临床特点。由于人体气机升降多与肝主疏泄、肺主宣降、脾主升清、胃主降浊功能有关，故气郁多与这些脏腑功能失调有关。首先，肝主疏泄的生理功能关系到人体全身的气机调畅。气机，即气的升降出入运动。升降出入是气化作用的基本形式。人体是一个不断地发生着升降出入的气化作用的机体。气化作用的升降出入过程是通过脏腑的功能活动而实现的。人体脏腑经络、气血津液、营卫阴阳，无不赖气机升降出入而相互联系，维持其正常的生理功能。肝的疏泄功能，对全身各脏腑组织的气机升降出入之间的平衡协调起着重要的疏通调节作用。其次，肺有宣通和发散气机的功能。肃谓肃降，清肃下降之意。肺禀清虚之体，性主于降，以清肃下降为顺。肺宜清而宣降，其体清虚，其用宣降。宣发与肃降为肺气机升降出入运动的具体表现形式，是机体气机运行的重要推动力量。最后，脾气主升，胃主通降。五脏各有升降，心肺在上，在上者宜降；肝肾在下，在下者宜升；脾胃居中，在中者能升能降。五脏气机升降相互作用，形成了机体升降出入气化活动的整体性，维持着气机升降出入的动态平衡。脾升胃降，为人体气机上下升降的枢纽。

2）血郁

血郁又称“血瘀”，是指瘀血内阻，血行不畅的一种病理变化。气滞而致血行受阻，或气虚而血运迟缓，或痰浊阻于脉络，或寒邪入血，血寒而凝，或邪热入血，煎熬血液等，均足以形成血瘀，甚则血液瘀结而成瘀血。所以，瘀血是血瘀的病理产物，而在瘀血形成之后，又可阻于脉络，而成为血瘀的一种原因。血瘀反过来又可加剧气机的郁滞，从而形成气滞导致血瘀、血瘀导致气滞的恶性循环。由于血瘀与气虚、气滞、血寒、血热等病理上相互影响，所以血瘀除有寒热之别外，常常出现血瘀兼气虚、血瘀兼气滞、血瘀兼血虚等病理改变。

3）湿郁

湿邪可以分为外感湿邪与内生湿浊。外湿多由气候潮湿，或涉水冒雨，居住潮湿等外界湿邪所致。内湿则是湿从中生，多由脾失健运，不能运化精微，以致水湿停聚所致，即所谓“脾虚生湿”。湿性重着黏滞，多易阻遏气机，其临床表现常可随湿邪阻滞部位的不同而各异。如湿邪留滞经脉之间，则症见头重如裹、肢体重着，也可出现颈项强急、屈伸不利等。风寒湿邪，侵袭人体，壅阻经络，可以致痉，痉病是以项背强急、四肢抽搐，甚至角弓反张为主要表现的疾病，湿为痉病原因之一。湿犯上焦，则胸闷咳喘；湿阻中焦，则脘腹胀满、食欲缺乏、口腻或口甜、舌苔厚腻；湿滞下焦，则腹胀便溏、小便不利。水湿泛溢于皮肤肌腠，则发为水肿。湿浊虽可阻滞机体上、中、下三焦的任何部位，但以湿阻中焦脾胃为主，因此脾虚湿困常是必见之证。总之，水湿停聚，主要形成湿浊困阻、痰饮凝聚和水液潴留等病理变化。

4）痰郁

痰是机体水液代谢障碍所形成的病理产物。这种病理产物一经形成，就作为一种致病因素作用于机体，导致脏腑功能失调而引起各种复杂的病理变化，故痰是重要的继发性病因。痰是致病因子和病理结果的统一体，是由各种原因引起津液的输布发生障碍所致。在传统上，痰饮有有形和无形、狭义和广义之分。①有形的痰饮：是指视之可见、触之可及、闻之有声的实质性的痰浊和水饮。如咳咯而出的痰液，呕泄而出之水饮痰浊等。②无形的痰饮：是指由痰饮引起的特殊症状和体征，只见其症，不见其形，看不到实质性的痰饮，因无形可征，故称无形之痰饮。其作用于人体，可表现出头晕目眩、心悸气短、恶心呕吐、神昏谵狂等，多以苔腻、脉滑为重要临床特征。③狭义的痰饮：是指肺部渗出物和呼吸道的分泌物，或咳吐而出，或呕恶而出，易于被察觉和理解，又称之为外痰。广义的痰饮：泛指由水液代谢失常所形成的病理产物及其病理变化和临床症状，不易被察觉和理解，又称之为内痰。痰饮多由外感六淫，或饮食及七情所伤等，使肺、脾、肾及三焦等脏腑气化功能失常，水液代谢障碍，以致水津停滞而成。

5）火郁

《黄帝内经》中首次提出“火郁”之说。火郁病机比较复杂。分而言之，一是外感六淫、疫病等邪，郁阻卫阳，怫郁生热；二是因病理产物（痰饮、瘀血等），或食积、虫积等阻遏气机，使阳气奎积，变生郁热；三是七情内伤，气郁不伸而化火。概而言之，乃阳气郁遏所致。其临床特点为身热不畅，头重身困，或见有形痰饮之证。其主要转归有三：一则煎熬津液而生痰，痰火相聚为患，发为瘰疬诸疾；一则入络而致血热为奸，发为疼痛、出血诸疾；一则凝聚气血，发为痈疖疮疡。

6）食郁

由于饮食失宜、七情内伤、各种病理产物蓄积导致脾胃气机升降失常而成食郁。脾主运化，饮食过饱则易损伤脾气，受纳于胃的水谷得不到健旺脾气的运化而成为食积，此为食郁病机之一。七情致病直中脏腑，脏腑气机因此失和，或者各种病理产物蓄积导致气机失调，首先必犯脾胃，往往有脾胃气机失调的临床表现，脾胃为气机升降之枢纽，故七情致病往往有脾胃气机失调的临床表现，脾胃气机失调日久则影响水谷传化而形成食积，此为食郁病机之二。

2.1.3 抑郁症的临床表现

神情抑郁为主，兼见兴趣索然，烦躁，思维迟缓，疲乏无力，失眠，善忘，性欲减退，食欲下降。

2.1.4 抑郁症的临床诊断

2.1.4.1 西医诊断

(1) 症状标准

CMD-3 中抑郁症的诊断标准，以心境低落为主，并至少有下列中的四项：兴趣丧失、无愉快感；精力减退或疲乏感；精神运动性迟滞或激越；自我评价过低、自责，或有内疚感；联想困难或自觉思考能力下降；反复出现想死的念头或有自杀、自伤行为；睡眠障碍，如失眠、早醒，或睡眠过多；食欲降低或体重明显减轻；性欲减退。

(2) 严重标准

社会功能受损，给患者造成痛苦或不良后果。

(3) 病程标准

符合症状标准和严重标准至少已持续 2 周。

(4) 鉴别诊断

本病与单纯的焦虑症鉴别。焦虑症是以广泛性焦虑症（慢性焦虑症）和发作性惊恐状态（急性焦虑症）为主要临床表现，常伴有头晕、胸闷、心悸、呼吸困难、口干、尿频、尿急、出汗、震颤和运动性不安等症，其焦虑并非由实际威胁所引起，或其紧张惊恐程度与现实情况很少相称。常见于年轻人，学习、工作压力大，也可见于中老年人。老年抑郁症患者还应与老年痴呆症鉴别。

2.1.4.2 中医诊断

抑郁症临床上通常可分为虚证、实证、虚实夹杂证三种类型，发病初期以实证最为常见，此病迁延难愈，日久则易产生虚实夹杂证和虚证的变证。根据临床长期观察，抑郁症基本可分为七种证型：心脾两虚证、心肾不交证、心胆气虚证、肝胆湿热证、血行瘀滞证、肾虚肝郁证、肝郁脾虚证。

2.2 药茶技术在抑郁症中的临床应用

临床上理气开郁是治疗郁证的基本原则，根据不同的证型应该采取不同的治法：实证除理气开郁之外，应当根据是否兼有血瘀、化火、痰结、湿滞、食积等而分别采用活血、降火、化痰、祛湿、消食等法；虚证则应根据损及的脏腑及气血阴阳亏虚的不同情况而补之，或养心安神，或补益心脾，或滋养肝肾；虚实夹杂者，则又当视虚实的偏重而虚实兼顾。郁证一般病程较长，用药不宜峻猛。下面介绍几种抑郁证的常见证型和相应的药茶技术。

2.2.1 技术一

主症 思虑过重，心悸，失眠，多梦，纳呆，面色萎黄，手足麻木，头晕，气短，乏力，自汗，腹胀，便溏，月经不调，舌质淡嫩，舌苔白，脉细弱。

治则 养血安神，补气健脾。

茶方 养心安神茶。

用药 当归10g、茯神10g、酸枣仁10g、龙眼肉10g、白术10g。

制法及服法 先将茯神切碎，再将其余诸药纳入茶杯内，倒入沸水，盖严杯盖，约隔20分钟即可服用，日服一剂。

注意事项 饮茶期间保持情绪乐观，应作息规律，张弛有度，忌食生冷油腻。

按语 ①当归的现代药理研究。当归对中枢神经系统的抑制作用早有报道，日本学者报道日本太和当归挥发油有镇静、催眠、镇痛、麻醉等作用。②酸枣仁的现代药理研究。酸枣仁主要有效成分为酸枣仁皂苷、酸枣仁黄酮、酸枣仁油等，据现代药理学研究，酸枣仁具有镇静催眠、抗惊厥、抗心律失常、抗心肌缺血、降压、降血脂、增强免疫等药理作用。③龙眼肉的现代药理研究。龙眼肉提取液对促进生长发育、增强体质有益，具有明显的抗应激作用。龙眼肉具有明显的抗焦虑作用。④白术现代药理研究。白术煎剂灌胃1mol或6g/kg，能促进小鼠体重增加和游泳耐力增强，白术能增强网状内皮系统的吞噬功能，对小鼠网状内皮系统呈活化作用，促进小鼠腹腔巨噬细胞的吞噬功能，使巨噬细胞的吞噬百分率、吞噬指数及其溶酶体消化平均较对照组显著增加。在白细胞减少症时，白术有升高白细胞的作用。白术还能提高淋巴细胞转化率和自然玫瑰花形成率，促进细胞免疫功能，且明显增高IgG。说明白术有健脾胃、壮身体和提高抗病能力的作用。

2.2.2 技术二

主症 心悸，不安，头晕，多梦，五心烦热，潮热，盗汗，口燥咽干，腰膝酸软，遗精，早泄，月经不调，小便短赤，舌质红，舌苔薄或无苔，脉细数。

治则 交通心肾，调济水火。

茶方 交泰茶。

用药 黄连6g、肉桂2g、知母10g。

制法及服法 将肉桂与知母掰成小碎块，与黄连一起置入茶杯内。倒入刚沸的开水，盖严杯盖，约隔20分钟即可服用，日服一剂。

注意事项 此药茶应徐徐饮用。每日下午和晚上睡前各泡一剂。饮茶期间，应保持精神乐观并忌食各种辛辣燥火食物。本药茶属于清热类药茶，易伤中阳，应中病即止，不可久服。

按语 ①黄连的现代药理研究。黄连具有抗脑缺血作用，小檗碱能扩张麻醉小鼠脑膜血管，增加局部血流量。对缺血再灌引起的脑组织损伤有明显的保护作用，提高动物缺血再灌流早期海马CAl区神经元内线粒体、粗面内质网和高尔基体对缺血的耐受性，减轻缺血再灌流晚期（7天）海马CAl区迟发性神经元死亡程度，降低继发性癫痫的发生率。小檗碱抗脑缺血作用与抗氧自由基作用及抑制神经细胞内游离钙浓度的异常升高有关。②知母的现代药理研究。知母对交感神经和β受体功能有影响，知母及其皂苷元降低阴虚病人血、脑、肾上腺中多巴胺-β-羟化酶活性，使NA合成和释放减少；抑制过快的β受体蛋白质合成，下调过多的β受体。知母及其皂苷元还能使阴虚模型动物脑、肾中β受体功能下降，减少血中cAMP含量，从而降低交感神经和β受体功能。此外，知母还能调节失调的β受体和M受体功能，使之恢复正常。

2.2.3 技术三

主症 善恐易惊，自卑绝望，难以决断，悲伤欲哭，心悸，气短，自汗，胸闷，多梦，面色发白，舌质淡或黯，脉沉细或细而无力。

治则 益气，安神，定志。

茶方 安神定志茶。

用药 茯神10g、远志6g、龙骨10g、党参8g。

制法及服法 先将龙骨捣碎用沸水煎20分钟。再将其他药物切成小块，同时倒入龙骨汤内，密封杯盖，约隔40分钟即可服用。徐徐饮用，边饮边加开水。每日晚上睡觉前空腹泡服一剂。

注意事项 服药期间配合心理调节效果更好。

按语 龙骨的现代药理学作用。龙骨有促进血凝、降低血管壁通透性及抑制骨骼肌兴奋的作用。

2.2.4 技术四

主症 烦躁易怒，胸胁苦满，多梦，耳中轰鸣，头晕，头胀，腹胀，口苦，咽有异物感，恶心，小便短赤，舌质红，舌苔黄腻，脉弦数或滑数。

治则　清利肝胆湿热。

茶方　茵陈栀芩茶。

用药　茵陈 20g、栀子 10g、黄芩 10g。

制法及服法　以上三味加水煎汤，去渣取汁，日服一剂。

注意事项　服药茶期间保持心情愉快，此药茶属于苦寒泻火类药茶，易伤中阳，中病即止，不可久服。

按语　①生栀子的现代药理研究。生栀子具有抗病原体作用。栀子对金黄色葡萄球菌、卡他球菌、淋球菌、脑膜炎球菌及毛癣菌、黄癣菌、小芽孢癣菌等多种皮肤真菌均有不同程度的抑制作用。对乙肝病毒-DNA 聚合酶也有抑制作用。生栀子具有抗炎作用。栀子醇提物、水提物、乙酸乙酯部分和京尼平苷均有一定的抗炎作用。②黄芩的现代药理研究。黄芩具有抗炎和抗过敏的作用。黄芩苷、黄芩素及其他黄酮类化合物对多型变态反应有不同程度的抑制作用，尤其对Ⅰ型变态反应较强。郑红等应用微分干涉差及透射电镜技术，将大鼠用小牛血清加氢氧化铝凝胶致敏后，取腹膜腔含肥大细胞的混悬液，加入 10% 黄芩苷后，其对肥大细胞的细胞膜有明显保护作用，并可增加膜的稳定性，从而阻止其脱颗粒，这可能是治疗过敏性疾病的机制之一。王玮等采用酶联免疫分析法制作大鼠气囊滑膜炎模型，将不同剂量的黄芩茎叶总黄酮注射到大鼠腹腔内，测定各组大鼠炎性渗出物中蛋白质总量和白三烯的生成量。结果表明，黄芩茎叶总黄酮对炎性渗出物中蛋白质及白三烯的生成具有明显的抑制作用，能有效地阻断花生四烯酸脂氧合酶的代谢途径，发挥其强大的抗炎作用。

2.2.5　技术五

主症　精神抑郁，性情急躁，头痛，失眠，健忘，胸胁刺痛，或身体某部有发冷或发热感，妇女月事不行。舌质紫暗，或有瘀斑，脉弦细。

治则　活血化瘀，疏肝理气。

茶方　郁青玫瑰茶。

用药　郁金 10g、青皮 10g、玫瑰花 20g。

制法及服法　以上三味药纳入茶杯，再加入沸水，盖严杯盖，约 20 分钟后即可服用，日服一剂。

注意事项　本药茶久服易耗血、动血、伤气，中病即止，不可久服。

按语　①郁金的现代药理学研究：郁金对血液流变具有影响。姜黄醇提取物对纤维蛋白原有明显的影响，其活血作用与其降低血浆纤维蛋白原含量有关。郁金对血脂具有影响。姜黄色素 80mg/kg，每天一次，连续 40 天，对大鼠血清、主动脉、肝脏的胆固醇和甘油三酯含量升高有明显的抑制作用。黄再峰等报道姜黄醇提取物对胆固醇无明显影响。薛春生报道姜黄醇提取物、姜黄挥发油、姜黄素均有降血浆胆固醇、β-脂蛋白和甘油三酯的作用，并能使主动脉中的总胆固醇、甘油三酯含量降低，其中尤以姜黄醇提取物和姜黄素的作用最为明显。②青皮的现代药理学研究：与其他理气药相比，青皮松弛胃肠平滑肌的作用最强。其对家兔离体肠管平滑肌收缩以及毛果芸香碱、氯化钡及组胺所致的离体肠平滑肌痉挛均有抑制作用。另外对毒扁豆碱、乙酰胆碱所致的在体胃肠肌痉挛也有解痉作用。青皮的解痉作用可能是通过阻断M受体，兴奋α受体及直接抑制肠平滑肌而产生的。③玫瑰花的现代药理学研究：玫瑰花中含有多种生理活性成分，其中所含挥发油被认为是其主要活性成分。挥发油类化合物主要为芳樟醇、香茅醇、3-甲基己烷、4，5-二甲基辛烷、2-甲基庚烷等，挥发油类化合物具有芳香开窍、活血行气、扩张心血管、改善心脏及外周血液循环的作用。

2.2.6 技术六

主症 情绪低落，神疲乏力，胸胁满闷，善太息，短气，面色晦暗，腰膝酸软，畏寒，肢冷，小便清长，男子阳痿，女性月经不调，舌质淡或暗，舌苔白，脉沉细或沉弦。

功效 滋阴养肾，疏肝解郁。

茶方 滋水舒郁茶。

用药 熟地10g、柴胡15g、五味子6g、百合10g。

制法及服法 将以上四味药纳入茶杯，再加入沸水，盖严杯盖，约20分钟后即可服用，日服一剂。

注意事项 此药茶属于补益类药茶，适宜早晚空腹服用，服药期间保持心情愉快，忌食生冷油腻和辛辣刺激的食物。

按语 ①柴胡的现代药理学研究。柴胡煎剂、总皂苷、柴胡皂苷元对中枢神经系统具有明显抑制作用，具有使动物的自发活动减少、条件反射受到抑制、延长巴比妥类药物的睡眠时间，拮抗中枢兴奋剂（苯丙胺、咖啡因等）的作用。正常人服用柴胡粗制剂后也可出现嗜睡等中枢抑制现象。②百合的现代药理研究。药理试验表明百合总皂苷可以调节脑肠肽的含量，具有显著的抗抑郁作用，其抗抑郁活性与5-HT能神经系统有关。③五味子的现代药理研究。五味子果实挥发油对戊巴比妥钠引起的小鼠睡眠时间具有影响。小鼠随机分组，每组10只，对照组灌胃给予10%阿拉伯胶浆20ml/kg，给药组灌胃给予五味子挥发油乳剂14ml/kg和8ml/kg（相当于挥发油1.24g/kg和0.71g/kg），每日给药一次，连续给药三天，末次给药后90分钟，腹腔注射戊巴比妥钠50mg/kg。实验在（24±1）℃安静室内按常规方法进行。结果表明，五味子挥发油的上述两个剂量组与对照组相比，戊巴比妥钠睡眠时间均明显缩短（$P<0.001$）。其缩短戊巴比妥钠引起睡眠时间的机制，可能是对肝药酶的诱导作用所致。

2.2.7 技术七

主症 抑郁寡欢，胸胁苦满，善太息，纳呆，面色萎黄，脘腹胀满，腹痛，肠鸣，便溏，咽中不适，如有物在梗，舌质淡，舌苔白，脉弦细或弦滑。

治则 疏肝理气，补气健脾。

茶方 香芍茶。

用药 香附10g、白芍10g、白术10g、陈皮10g、当归10g。

制法及服法 将香附、陈皮捣碎，再将其余诸药纳入茶杯，再加入沸水，盖严杯盖，约20分钟后即可服用，日服一剂。

注意事项 饮药茶期间要保持心情愉快，尽量避免情绪激动，思虑过度。忌食生冷油腻和辛辣刺激的食物。

按语 ①香附的现代药理学研究。香附醇提取物的乙酸乙酯萃取部位和正丁醇萃取部位与对照品氟西汀类似，均能显著缩短小鼠游泳和悬尾的不动时间，乙酸乙酯萃取部位活性强于正丁醇萃取部位。乙酸乙酯萃取部位和正丁醇萃取部位可明显升高小鼠大脑额叶皮质5-羟色胺（5-HT）和多巴胺（DA）含量（$P<0.01$），去甲肾上腺素（NE）含量无明显改变。香附醇提物乙酸乙酯萃取部位和正丁醇萃取部位对“行为绝望”动物模型有较明显的抗抑郁作用，其作用机制可能与调节脑内单胺类神经递质5-HT和DA的含量有关。②白芍的现代药理学研究。小鼠悬尾实验和拮抗利血平所致的抑郁症状实验，研究白芍的抗抑郁作用。结果白芍高、中、低剂量组均可显著缩短小鼠强迫游泳、悬尾不动时间（$P<0.01$；$P<0.05$），白芍高、中、低剂量组拮抗利血平所致小鼠体温下降作用（$P<0.01$）、拮抗利血平所致小鼠运动不能作用和眼睑下垂作用（$P<0.01$；$P<0.05$），在三种小鼠抑郁模型上，白芍都表现出了较强的抗抑郁作用。

3 失眠

3.1 失眠的概述

3.1.1 失眠的概念

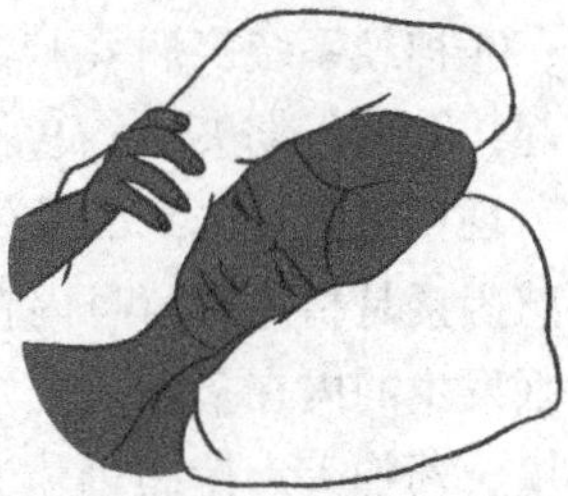

失眠又称入睡和维持睡眠障碍（DIMS）。通常指患者对睡眠时间或质量不满足并影响白天社会功能的一种主观体验。随着社会生活节奏加快及社会竞争的激烈，失眠成为常见、多发的病症，其发病率逐年升高；长期失眠容易引起多脏器功能紊乱和免疫功能下降，特别是顽固性失眠，给患者身心带来了巨大的损害。当前，对失眠的研究也逐渐列为提高国民生存质量的首要问题，日趋受到社会各界的重视。

中医学将失眠病归属于情志病范畴，在《难经》中被称为“不寐”；《黄帝内经》中称之为“不得卧”、“目不瞑”，是以经常不能获得正常睡眠为特征的一类病证，主要表现为睡眠时间、睡眠深度不足，轻者入睡困难，或寐而不酣，时寐时醒或醒后不能再寐，重者则彻夜不眠；是由于外感或内伤等病因，致使心、肝、胆、脾、胃、肾等脏器功能失调，心神不宁，以入睡困难、夜寐不安或彻夜不寐致使睡眠时间、睡眠深度及消除疲劳作用不足为主症的疾病。

3.1.2 失眠的病因原理

3.1.2.1 西医病因病理

失眠的原因繁多，一方面与本身的易感素质包括个性、性别、年龄和遗传素质等有关；另一方面则与外界的特定条件如生活质量、经济条件、人际关系、睡眠环境、睡眠习惯、精神因素和躯体疾患等有关。总的说来，是由于脑部产生正常睡眠的部位和功能发生异常，导致睡眠的结构和进程出现紊乱。心理行为障碍引起的失眠泛指由于心理精神因素和睡眠习惯不良引起的失眠，是临床上最多见的失眠之一。情绪调整不良性失眠又称一过性心理生理性失眠，因情绪激动如兴奋、喜悦、焦虑、不安、悲痛、恐惧等，使机体一时不能调整适应所致。常伴焦虑和抑郁反应，进一步加重了失眠。病因消除后或适应能力增强后，一般在数天至数周内自行痊愈。再遇情绪激动的因素可以复发。如病因持续不去，病程可延长。如一开始处理不当，则即使病因解决后，也可迁延为心理生理性失眠。心理生理性失眠是单纯因持续精神紧张引起的失眠，但可因其他原因诱发，诱因去除后失眠持续存在。精神紧张来源和表现于三个方面：首先，负面生活事件或长期过分紧张的工作，常伴有肌收缩性头痛等，又干扰了睡眠。其次，睡前强烈希望有良好睡眠的愿望，从而焦虑不安，反使入睡困难。最后，白天担心失眠对健康的危害，将一切注意力集中于失眠，使精神进一步焦虑紧张。

现代医学对失眠的病因归纳为：①心理行为障碍；②环境性失眠；③精神疾病；④神经系统疾病（脑器质性失眠）；⑤躯体疾病；⑥睡眠节律失调；⑦药物引起；⑧老年期失眠；⑨各种睡眠疾病伴随的失眠。

现代医学把失眠的发生概括为三大因素：易感因素、诱发因素和持续因素。易感因素是指患者自身内在素质，包括生理易感素质和心理易感素质，它构成了失眠发生的内在基础。诱发因素较多，就相当于前面所述的外感、内伤、劳倦、环境、药物等。持续因素是指患者长期的非适应性睡眠习惯，即其在入睡-床铺-卧室之间建立的一种非适应性条件反射。临床失眠病证中有一过性失眠、短期失眠和慢性失眠。一过性失眠常由环境因素的改变所致，干扰因素的去除或对新环境的适应，睡眠即可恢复正常。短期失眠（持续时间<3 周），常因精神紧张或躯体疾病引起，精神因素缓解或躯体疾病痊愈后，失眠多会消失。但如果处理不当，也有可能转为慢性失眠。而慢性失眠（持续时间>3 周），则是各种因素综合性作用于个体所致，这也是我们临床中要着重解决的问题。

3.1.2.2 中医病因病机

中医对睡眠的认识历史悠久，《黄帝内经》奠定了对睡眠的生理认识，总结起来主要是阴阳学说和卫气学说。阴阳学说主要是根据天人合一，提出人体的阴阳随着昼夜阴阳的消长而变化，强调天地自然阴阳的盛衰消长，致使一天有晨、午、昏、夜的节律变化，而人体亦与天地自然阴阳相呼应。失眠，指经常性睡眠减少，轻者就寝后难以入睡，或时寐时醒，或寐后易醒，醒后难以入寐，甚者彻夜不眠。卫气运行学说包括于阴阳学说之内，主要是根据营卫的运行规律来探循睡眠产生机制的理论，认为卫气运行于阳经而醒觉，运行于阴经及五脏则发生睡眠。营卫共主人体睡眠活动，形成昼夜节律的功能与睡眠-觉醒及人体昼夜节律相关。

失眠的病因主要概况如下。

(1) 感受外邪

感受外邪可导致失眠，早在《灵枢·邪客》篇云：“夫邪气之客人也，故令人目不瞑，……今厥气客于五脏六腑，则卫气独卫其外，行于阳，不得入于阴，……不得入于阴，阴虚，故不瞑。”

（2）饮食劳倦

饮食不节，脾胃受伤，或积为痰热，壅遏于中，胃气失和，阳气浮越于外而卧寐不安。《素问·逆调论》云：“胃不和则卧不安”，“阳明逆不得从其道”，“逆气不得卧，而息有音者”。后世医家延伸了它的含义，认为不仅“逆气不得卧，而息有音者”属之，凡因脾胃不和以及痰湿、食滞内扰以致寐寝不安均属之。张介宾在《景岳全书·不寐》中指出：“劳倦思虑太过者，必致血液耗亡，神魂无主，所以不眠。”说明因情志不遂，肝气郁结，肝郁化火，扰动心神而不安，或由五志过极，心火内盛，心神扰动而不寐，或因思虑劳倦太过，损伤心脾，心血暗耗，心神失养导致失眠。

（3）情志所伤

情志失调也成为引起不寐的重要原因之一。现代人由于学习、生活的压力，易出现情绪焦躁、浮动不安、惊恐不定的异常情绪，又不能及时宣泄，是不寐的主要诱因。情志不遂，肝气郁结，郁而化火，邪火扰动心神，神不得安而致不寐。或心火素盛，稍有怫郁，心火扰动心神而不寐。或思虑劳倦太过，损伤心脾，心伤则心血暗耗，神不守舍。情志失调是引起失眠的重要因素，怒喜忧思悲恐分属五脏，七情郁结或太过都可影响五脏的生理功能。《类证治裁·不寐》中云：“思虑伤脾，脾血亏损，经年不寐。”

（4）气血亏虚

久病血虚，产后失血，年迈血少，可以引起心血不足，心失所养，心神不安而不寐。《灵枢·营卫生会》中说：“老者之气血衰，其肌肉枯，气道涩，五脏之气相搏，其营气衰少而卫气内伐，故昼不精，夜不瞑。”《景岳全书·不寐》中也说：“无邪而不寐者，必营气之不足也，营主血，血虚则无以养心，心虚则神不守舍。”

失眠的病因主要是七情所伤、思虑劳倦太过或暴受惊恐，亦有因禀赋不足、房劳久病或年迈体虚所致。其指以失眠为主症的疾患，病位在心，还涉及肝脾肾，由血虚到阴虚，由肝郁到肝火。既存在营卫失和、阴阳失调，又出现升降失常、心肾失交后导致经络失通、心神失养，病机关键为阳不入阴，气血阴阳失和，营卫不和，脏腑功能失调以致心神不扰，神不守舍而不得安寐。《黄帝内经》认为睡眠与觉醒活动与人体阴阳二气的消长变化有着直接关系。而阴阳二气的消长变化是通过营卫之气的运行实现的，并以此调节睡眠与觉醒活动。对于人体生理睡眠节律的维持，其根本是机体阴阳调和，其调节在于营卫之气的正常运行。失眠机制的根本在于阴阳失和，营卫失行，其标在于脏腑失衡，邪气壅塞。

两者相互影响，但以前者为总括。

3.1.3 失眠的临床表现

失眠通常指患者对睡眠时间或质量不满足并影响白天社会功能的一种主观体验。临床表现为入睡时间超过 30 分钟；夜间觉醒次数超过 2 次或凌晨早醒；多噩梦；总的睡眠时间少于 6 小时；有日间残留效应（次日凌晨感到头昏、精神不振、嗜睡、乏力等）。根据不同标准可将失眠做出以下分类。

(1) 根据临床表现分类

入睡期失眠（入睡时间>30 分钟）；睡眠维持期失眠（夜间觉醒次数>2 次，总觉醒时间>30 分钟）；睡眠结束期失眠（早醒，比平时早醒 1 ~ 2 小时，总睡眠时间<6 小时）。

(2) 根据严重程度分类

轻度失眠：偶尔发生，对生活质量影响比较小；中度失眠：每晚发生，中度影响生活质量，伴有一定的症状（易激惹、焦虑、疲乏等）；重度失眠：每晚发生，严重影响生活质量，临床症状突出（易激惹、焦虑、疲乏等）。

(3) 根据病程分类

一过性或急性失眠：病程<4 周。大部分人在经历压力、刺激、兴奋、焦虑时，生病时，至高海拔的地方或者睡眠规律改变时（如时差、轮班工作等）都会有短暂性失眠障碍。这类失眠一般会随着事件的消失或时间的延长而改善。短期或亚急性失眠：病程 4 周至 6 个月；严重或持续性压力，如重大躯体疾病或手术，亲朋好友的过世，严重的家庭、工作或人际关系问题等可能会导致短期性失眠。这种失眠与压力有明显的相关性。长期或慢性失眠：病程>6 个月。

3.1.4 失眠的临床诊断

3.1.4.1 西医诊断

(1) 失眠的主观诊断

第一，睡眠生理功能障碍（包括难以入睡、睡眠不深、易醒、多梦、早醒、醒后不易再睡）；第二，白日头昏、乏力、嗜睡、精神不振等症状是由睡眠障碍干扰所致；第三，仅有睡眠减少而无白日不适（短睡者）不视为失眠。

(2) 失眠的客观诊断

第一，失眠的客观诊断标准是根据多导睡眠图结果来判断的；第二，睡眠潜伏期延长；第三，入睡时间超过 30 分钟；第四，睡眠维持障碍，觉醒时间增多（每夜超过 30 分钟）；第五，总睡眠时间缩短，通常少于 6 小时。

(3) 失眠的检查方法

第一，多导睡眠图，包括脑电图、心电图、眼电图、肌电图和呼吸描记器等现代手段，已成为今天睡眠障碍研究的基本手段，可有助于失眠程度的评价及失眠症的鉴别诊断；第二，匹兹堡睡眠质量指数（Pittsburgh sleep qualityindex，PSQI）是Bussy等编制的睡眠质量自评量表，因其简单易行，信度和效度较高，并且与多导睡眠脑电图测试结果有较高的相关性，已成为研究睡眠障碍及临床评定的常用量表；第三，阿森斯失眠量表（AIS），主要用于自我评定失眠质量。

3.1.4.2 中医诊断

失眠的主要病位在心，由于心神失养或不安，神不守舍而失眠，但与肝、胆、脾、胃、肾的阴阳气血失调相关。失眠虚证，多属阴血不足，心失所养，临床特点为体质瘦弱，面色无华，神疲懒言，心悸健忘，多因脾失运化，肝失藏血，肾失藏精所致。实证为火盛扰心，临床特点为心烦易怒，口苦咽干，便秘溲赤，多因心火亢盛或肝郁化火所致。根据失眠的临床常见症状，结合中医四诊，可将失眠症大致分为五个证型：①痰热扰心证；②肝火扰心证；③心脾两虚证；④心肾不交证；⑤心胆气虚证。

3.2 药茶技术在失眠中的临床应用

中医通过辨证论治“补其不足、泻其有余、调其虚实”达到“阴平阳秘，精神乃治”的目的，效果理想，不良反应少；西药在临床治疗失眠上仍占相当比例，但由于西药有可能引起一定的不良反应，容易产生药物的依赖和滥用。因此，在使用上应依据患者具体情况慎重选药。运用现代科技手段结合传统中医理论，把所得成果应用于临床，以中医“辨证施治”为主导思想，采用中西医结合，辅以内外兼治等多种手段，可达到标本兼治，起效快，疗效好等特点。这一点对临床治疗会有很大的指导作用，以下简单介绍失眠的几种证型和相应的药茶技术。

3.2.1 技术一

主症 心烦不寐，胸闷脘痞，泛恶嗳气，伴口苦，头重，目眩，舌偏红，苔黄腻。

治则 清热化痰，和中安胃。

茶方 竹叶竹茹茶。

用药 黄连10g、淡竹叶15g、竹茹15g、车前子10g、茯神30g。

制法及服法 将茯神切碎，与黄连、竹茹、淡竹叶、车前子一起置入茶杯内，倒入刚煮沸的水，盖严杯盖，时隔20分钟后即可服用。徐徐饮用，可以边饮边加开水，日服一剂。

注意事项 此药茶方中清热药较多，久服易伤阳气，宜中病即止。

按语 ①淡竹叶现代药理研究。对人工发热的大白鼠经口给予淡竹叶1～20g/kg有退热作用，有效成分溶于水而难溶于醇。用大肠杆菌皮下注射使猫和家兔引起人工发热，2g/kg淡竹叶的解热效价等于33mg/kg非那西汀的0.83倍。②竹茹的现代药理研究。竹茹粉在平皿上对白色葡萄球菌、枯草杆菌、大肠杆菌及伤寒杆菌等有较强的抗菌作用。③车前子现代药理研究。刘强、牟洪波、刘元禄在《中医药学刊》2007年第4期中报道，车前子提取液能明显降低小鼠皮肤及腹腔毛细血管的通透性，降低红细胞膜的通透性，有一定的抗炎作用。有人报道对痛风性关节炎的效果良好。

3.2.2 技术二

主症 睡卧不宁，多梦易醒，烦躁易怒，胸胁胀满，善太息，口苦目赤，小便短赤，舌红苔黄，脉细数。

治则 清热泻火安神。

茶方 栀子茶。

用药 栀子15g、生地10g、车前子10g、当归5g。

制法及服法 将栀子捣成碎片，再将生地切碎，与其余诸药一起置入茶杯内，倒入刚煮沸的水，盖严杯盖，时隔25分钟后即可服用。徐徐饮用，可以边饮边加开水，日服一剂。

注意事项 此药茶方中清热药较多，久服易伤阳气，宜中病即止。

按语 栀子的现代药理学研究。栀子具有镇静、镇痛作用，栀子醇提物能减少小鼠自发活动，延长环己烯巴比妥钠睡眠时间，熊果酸是其镇静作用有效成分之一。栀子醇提物及京尼平苷有镇痛作用，明显抑制醋酸诱发的小鼠扭体反应。

3.2.3 技术三

主症 入睡困难、多梦易醒，面色少华，身体倦怠，气短懒言，心悸健忘，纳呆，舌淡、苔薄，脉细而弱。

治则 健脾益肾，补气养血。

茶方 枣仁党参茶。

用药 酸枣仁10g、党参15g、白术10g、茯神30g。

制法及服法 先将酸枣仁捣碎，再将茯神、白术切成碎片，与党参一起置入茶杯内，倒入刚煮沸的水，盖严杯盖，时隔30分钟后即可服用。徐徐饮用，可以边饮边加开水，日服一剂。

注意事项 对于邪盛正虚者忌服。

按语 党参的现代药理学研究。①党参具有镇静、催眠、抗惊厥作用。党参脂溶性和水溶性皂苷经脑室给药，均能引起清醒家兔的脑电图出现高幅慢波的变化，而静脉给药仅有脂溶性部分有此作用。党参注射液、水提物、甲醇提物经腹腔注射均显著减少小鼠的自主活动。党参注射液腹腔注射能明显延长乙醚对小鼠麻醉的时间，增加异戊巴比妥钠阈下催眠剂量引起的睡眠小鼠数，延长异戊巴比妥钠引起的小鼠睡眠时间。党参皂苷也可明显延长环己巴比妥所致的小鼠睡眠时间。党参注射液腹腔注射能明显延长硝酸士的宁和戊四氮所致小鼠出现惊厥的潜伏期。②党参具有抗应激作用。党参可提高机体对有害刺激的抵抗能力。党参多糖可延长小鼠游泳时间、增强耐高温能力、增强去肾上腺小鼠耐缺氧能力。党参水煎液有抗低温作用。党参灌胃给药对γ-射线照射小鼠有保护作用，能提高其存活率。党参的抗应激作用机制主要与兴奋垂体-肾上腺皮质轴的功能有关。

3.2.4 技术四

主症 难以入睡，甚则彻夜不眠，伴头晕耳鸣，潮热盗汗，五心烦热，健忘、多梦，腰膝酸软，舌红少苔，脉细数。

治则 交通心肾。

茶方 黄连阿胶茶。

用药 黄连3g、阿胶3g、肉桂3g。

制法及服法 将阿胶捣成碎片，与黄连、肉桂一起置入茶杯内，倒入刚煮沸的水，盖严杯盖，时隔25分钟后即可服用。徐徐饮用，可以边饮边加开水，日服一剂。

注意事项 此药茶方中清热药较多，久服易伤阳气，宜中病即止。

按语 肉桂的现代药理研究。①对中枢神经系统的影响。肉桂油、桂皮酸钠、桂皮醛等具有镇静、抗惊厥作用。桂皮醛使动物自发活动减少，协同环己巴比妥钠麻醉作用，对抗苯丙胺引起的动物活动过多以及延缓士的宁引起的强直性惊厥及死亡时间。②对消化系统的影响。肉桂对大鼠应激性溃疡、消炎痛（吲哚美辛）、乙酸、5-羟色胺、幽门结扎性溃疡均有抑制作用。其抗溃疡作用环节包括抑制胃液分泌和胃蛋白酶活性，增加胃黏膜氨基己糖的含量，促进胃黏膜血流量；桂皮油对胃黏膜有直接的缓和刺激作用，能使消化道分泌增加，增强消化机能，有助于消化积气排出。

3.2.5 技术五

主症 虚烦不寐，触事易惊，终日惕惕，胆怯心悸，伴气短自汗，倦怠乏力，舌淡，脉弦细。

治则 安神定志。

茶方 安神定志茶。

用药 茯神 10g、龙齿 10g、党参 8g。

制法及服法 先将龙齿捣碎煎汤 30 分钟，然后将茯神切块，再将党参纳入茶杯，加入龙齿煎汤，盖严茶盖泡 25 分钟后即可代茶服用，日服一剂。

注意事项 对于邪盛正虚者应忌服。

按语 此类病证如果配合心理疏导，效果会更好。

4 高血压

4.1 高血压的概述

4.1.1 高血压的概念

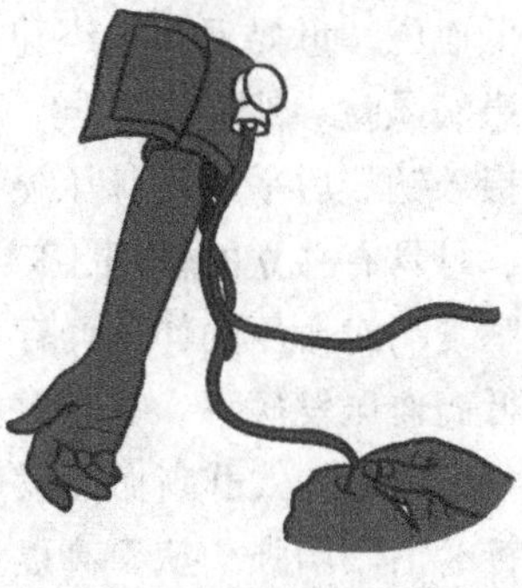

高血压是一种以体循环动脉血压增高为主要临床表现的综合征，通常简称为高血压。临床上高血压一般可分为原发性和继发性两大类。继发性高血压是指由某些确定的疾病或病因引起的血压升高。继发性高血压占高血压的5%，主要通过手术得到根治或改善，所以对继发性高血压不做主要阐述，但是为了避免失治误治，诊断做出详细介绍。原发性高血压临床上所占比例较大，可以通过诸如药茶疗法等中医手段进行干预和治疗，故对原发性高血压进行全面介绍。高血压常见的临床表现主要以头痛、头胀、头重、头晕等头部症状为主，此外还可见到易怒、注意力不集中等症状。高血压可引起多种心、脑血管疾病，久而久之会导致心、脑、肾、血管等重要脏器和组织的结构功能变性，最终导致这些器官和组织的功能衰竭，其至今仍是心血管疾病死亡的主要原因之一。据粗略估计我国高血压的患病率近十年来提高了约2.5成，这说明高血压在我国呈上升趋势。但从以往国内外的实践研究可以证明，高血压是可以防治的疾病，维持高血压患者的正常血压水平，可明显减少脑卒中及心脏病事件发生，显著改善患者的生存质量，有效降低某些突发性疾病给患者带来的精神和经济负担，所以必须从现在开始重视高血压的预防。

传统中医没有“高血压”这一病名记载，但根据其临床特点。高血压可归属于中医学“眩晕”、“头痛（内伤头痛）”的范畴，而后期可发生“心悸”、“怔忡”、“中风”、“水肿”等不良变证。目前亦有人以“风眩”来命名高血压。

4.1.2 高血压的病因病理

4.1.2.1 西医病因病理

原发性高血压可由多种因素导致，病因尚未完全明确。目前明确的致病因素可主要分为遗传和环境因素两方面。

遗传因素：高血压患者大多有血压增高的家族史，且存在明显的家族集聚性。约65%的高血压患者有遗传素质。目前认为原发性高血压是一种受主要基因显性遗传和多基因关联遗传双重影响，在多种后天因素作用下，正常血压调节机制失调而致的疾病。

环境因素：首先是膳食因素，不同地区人群的钠盐平均摄入量与血压水平和高血压患病率成正相关。对于日均钠盐摄入量高的人群，其高血压患病率远远高于日均钠盐摄入量低的人群。实验证明，通过减少摄入或用药物增加 Na^+ 的排泄可降低血压。世界卫生组织建议人均日摄盐量控制在5g以下，可起到降低高血压的患病风险。然而，在同一地区人群中个体间血压水平与钠盐摄入量呈不相关，摄入钠盐后平均动脉压显著上升者常见于盐敏性人群。钾摄入量与血压呈负相关，且具有独立的作用，K^+ 摄入减少，可使 Na^+/K^+ 比例升高，促使高血压发生。膳食钙对血压的作用尚存争议，多数认为低钙饮食可诱发高血压，膳食高钙可降低高血压发病率。据有关报道，经常食用饱和脂肪酸较高的食物以及日饮酒量超48g乙醇的人群高血压发病率明显高于健康饮食人群。其次是心理应激下的交感神经活动增强，从事高度用脑和精神压力大的职业，高血压患病率比正常组高。有些人认为，社会心理应激可打破体内激素平衡，导致机体代谢紊乱，引起血压升高。高血压患者经短暂休息或经过心理调节之后往往症状和血压可获得一定程度的改善。

其他因素：肥胖儿童高血压的患病率是正常体重儿童的2～3倍，高血压患者中，约1/3有不同程度肥胖。肥胖与高血压有着密切的联系，是引起高血压的一个重要的危险因素。据相关研究，肥胖患者体内大量堆积的脂肪使循环血量和小动脉的外周阻力增加，加重了心脏的后负荷，进而可导致小动脉硬化及左室肥厚，促使高血压的发生。再加上肥胖患者存在一定程度的水钠代谢失常，促使循环血量增加，会加重高血压。另外，避孕药、睡眠、吸烟、年龄增长和缺乏体力活动等，也是血压升高的重要危险因素。

4.1.2.2 中医病因病机

（1）病因

高血压的病因有很多，主要原因有四个方面：体质禀赋异常，情志失调，饮食失宜，劳逸过度。

体质禀赋异常：每个人有不同的体质。体质是受于先天而养于后天。先天不足或后天失养可以导致体质的阴阳失调。肾为先天之本，藏精生髓，脑为髓海，先天不足，精髓无源，脑海失充则头痛、眩晕。后天失养，如瘦人体质，多属于阴虚体质，易生内热，热扰于上或阻于头部经络即头痛、眩晕；而胖人体质多湿多痰，痰湿扰于清窍均可导致头痛、眩晕。此外，年老体弱多属于气虚，清阳不能升达于头部，清窍失养则头痛、眩晕。阳盛体质的人，阴亏于下，阳亢于上，易发头痛、眩晕。

七情失调：七情即喜、怒、忧、思、悲、恐、惊。人体的情志活动和脏腑功能有着密切关系。正常的情志活动一般不会导致发病，只有突然、强烈、长期持久的情志刺激，超过人体生理活动的调节范围，引起脏腑功能紊乱才会发病。头痛、眩晕也是跟情志活动有关的，如肝气不遂，恼怒抑郁，气郁化火，或发怒导致肝阳上亢，上扰清窍则导致头痛、眩晕。另外"怒则气上"，所以过度恼怒也可影响肝的疏泄功能，导致肝气上逆，血随气逆，并走于上导致头痛、眩晕、面红目赤、呕血、甚至昏厥，《素问·生气通天论》："大怒则形气绝，而血菀于上，使人薄厥。"在临床上可见因为大怒而引起脑出血，符合《黄帝内经》所提到的"怒则气上"的病因病机。

饮食不节：偏食习惯，或经常饮食肥甘厚味均可导致眩晕、头痛。《素问·生气通天论》："阴之所生，本在五味；阴之五官，伤在五味，"说明五味的偏嗜能损伤五脏的阴精，使阴阳失调而发病。饮食不节使脾失健运，痰湿内生，痰浊上扰清窍，或痰浊中阻，清阳不升则头痛、眩晕；或因过于挑食或禁食，脾胃生化无源，气血亏虚，头部筋脉失养而致头痛、眩晕。

劳逸过度：劳逸比例失调可导致头痛、眩晕。过于劳累包括劳力过度、劳神过度和房劳过度三方面。《素问·举痛论》："劳则气耗，"说明劳力过度导致气虚，气不荣于上则头痛、眩晕、乏力、少气懒言、精神疲惫等。劳神过度是指思虑、脑力太过，损伤心脾。心主血脉，脾主运化，气血生化之源，劳神过度，损伤心脾，耗伤气血，气不走于上，血不养于上，导致清窍失养则出现头痛、眩晕、失眠、心悸等。肾主藏精，主封藏，房劳过度可损耗肾中之精气，精气不充于上则头痛、眩晕、耳鸣耳聋、精神委靡等。"肝肾同源、精血同源"，肾为全身的元阴，所以肾精亏虚不能滋养肝血最终导致肝肾阴虚。肝肾阴虚，肝阳上亢，上扰清窍则发头痛、眩晕。

（2）病机

病位在肝、心、脑、肾，尤其以肝和肾为主。本病为本虚标实，病程较长，病机转化多比较缓慢。本病初期多为实证，日久可转化为虚证或虚实夹杂之证，如肝阳上亢日久可耗伤肝肾之阴造成肝肾阴虚，进而阴损及阳，形成阴阳两虚；肝肾阴虚也可引起水不涵木而导致肝阳上亢。另外中医认为"初病在经，久病入络"，"初病在气，久病入血"，所以随着高血压病程的延续，病情进一步发展，殃及血分，使血行不畅，最终导致瘀血阻络。

气血失调：气血是构成和维持人体生命活动的最基本的物质。气血不仅是构成脏腑和维持脏腑正常生理功能的物质基础，而且是脏腑生理功能活动的产物。《素问·调经论》云："血气不和，百病乃变化而生。"可见气血失调，必然影响机体的各种生理功能，引发疾病。肝乃风木之脏，其性主动主升，肝脏为病易致气血上逆。若肝肾阴亏，水不涵木，阴不维阳，阳亢于上，或气火暴升，上扰头目，则发为眩晕、中风等。气虚则清阳不升，血虚则清窍失养、血液运行不畅，停滞为瘀，瘀阻脑络，则眩晕、头痛。血热常夹杂气火上冲脑窍而为病。气与血在生理和病理上常相互影响，相合为病。气血两虚、气虚血瘀、气滞血瘀、气火与血热相兼等，都是常见病机。对于高血压而言，从气血辨证具有现实的临床意义，不论气的病变还是血的病变，抑或气血同病，都可引发头痛、眩晕、中风等类似高血压的病症表现。

脏腑功能失调：高血压的病位在肝、脾、肾、心四脏，而以肝肾为主。肝主疏泄，疏泄条达气血津液；脾主运化水谷精微，喜燥而恶湿；肾为水火之宅，主藏精而能升清降浊；心藏神，主血脉而行气血。肝气郁久化火，肝火上炎，气血上逆；忧郁恼怒，情志不遂，肝失条达，气郁阳亢，或肝郁化火，阳亢火生，上扰清窍，可发为头昏胀痛。若肝火郁久，耗伤阴血，肝肾亏虚，精血不承，则可引发眩晕。脾胃为后天之本，气血生化之源。若脾胃虚弱，气血化源不足，或病后正气受损，营血亏虚，不能上荣于脑髓脉络，可致头痛的发生。若因饮食不节，嗜酒太过，或过食辛辣肥甘，脾失健运，痰湿内生，阻遏清阳，上蒙清窍而发为眩晕欲仆、头痛等。心气不足，无力推动血液运行脉中，脉道不充或络脉瘀滞，脑窍失养；心主血脉，心血不足，络脉失养，血海空虚，头面失荣，则头晕目眩、头痛。禀赋不足，或房劳过度，使肾精久亏。肾主骨生髓，髓上通于脑，脑髓有赖于肾精的不断化生。若肾精久亏，脑髓空虚或阴损及阳，肾阳虚弱，清阳不展，则可发为头痛、眩晕。《灵枢·海论》云："髓海不足，则脑转耳鸣，胫酸眩冒。"以上诸多病机是高血压发作的基本脏腑病机。高血压早期以功能性病变为主，中晚期以器质性病变为主。

本虚标实为主的虚实夹杂证：高血压基本病机是本虚标实，其形成多由于正气虚弱，脏腑气血不足，功能减退所致。本虚责之肝退，肾阴阳两虚，气化无力，标实责之气滞、痰阻、血瘀等。"无痰不作眩"、"无虚不作眩"可以说是眩晕虚实病机的高度概括，进一步加以延伸，可视为以眩晕为主症的高血压虚实病机的集中体现。大量临床实验表明高血压不同时期的虚实发病机制各有不同。在高血压早期阶段，基本病机是肝气郁结、肝火上炎、肝阳上亢。临床表现以实证为主。高血压中期，患者多集中在中老年阶段，人体正气渐虚，阴虚阳亢渐显，痰瘀之象突出，邪正交争剧烈，故病机表现多为虚实相兼而偏于实证。当疾病发展至晚期，患者正气虚衰，肾之阴阳失衡显著，阴损及阳，最终阴阳两虚，临床表现以虚证为主。通过对高血压三期的虚实病机辨证，可基本把临床患者病情做一定性，详辨虚实，指导辨证，确立治则。

阴阳失和：高血压病机归根结底在于肝肾阴虚，最终阴阳两虚。阴阳学说揭示了人体的生理功能和病理变化。人体正常的生命活动依赖于阴阳两方面的协调统一，亦即“阴平阳秘”的状态。阴阳的偏盛偏衰导致机体疾病的发生，阴阳失调是一切疾病发生的根本原因。而阴阳之间是相互影响、相互制约的，“孤阴不生，独阳不长”，“无阳则阴无以生，无阴则阳无以化”，“阴盛则阳病，阳盛则阴病”。对于高血压病机而言，肝脏气郁、火炎日久灼伤阴津，水不涵木，导致肝阴虚无以敛阳而发肝阳上亢；肝肾同源，肝阴虚常可下劫肾阴，形成肝肾阴虚；阴精亏损累及阳气化生不足，形成阴损及阳的阴阳两虚证。在高血压的各个阶段，阴阳失衡始终是发病的基本病理状态。

4.1.3 高血压的临床表现

(1) 原发性高血压的症状

大多数起病缓慢、渐进，一般缺乏特殊的临床表现。约1/5患者无症状，仅在测量血压时或发生心、脑、肾等并发症时才被发现。一般常见症状有头晕、头痛、颈项板紧、疲劳、胸闷、心悸等，呈轻度持续性，多数症状可自行缓解，在紧张或劳累后加重。高血压患者的头痛和头晕症状在临床上更为常见而且有一定的特点，大部分患者头晕表现为持续性沉闷不适感，有些人头晕是一过性的，有些是持续性的。头痛可表现为持续性钝痛或搏动性胀痛，甚至有时引起恶心、呕吐。疼痛的部位可在两侧太阳穴或后脑。头痛的性质多为沉重的压迫性痛、间歇性钝痛、胀痛及搏动性痛，有时为持续性痛，一般程度不严重。患高血压后可出现烦躁、失眠、易激动、注意力不集中、记忆力减退、肢体麻木、耳鸣等不适。也可出现视力模糊、鼻出血等较重症状。症状与血压水平有一定的关联，因高血压性血管痉挛或扩张所致。典型的高血压头痛在血压下降后即可消失。高血压患者可以同时合并其他原因的头痛，往往与血压高低无关，例如，精神焦虑性头痛、偏头痛、青光眼等。如果突然发生严重头晕与眩晕，要注意可能是短暂性脑缺血发作或者过度降压、直立性低血压，这在高血压合并动脉粥样硬化、心功能减退者容易发生。高血压患者还可以出现受累器官的症状，如胸闷、气短、心绞痛、多尿等。另外，有些症状可能是降压药的不良反应所致。

(2) 原发性高血压的体征

血压随季节、昼夜、情绪等因素有较大波动。冬季血压较高，夏季较低；血压有明显昼夜波动，一般夜间血压较低，清晨起床活动后血压迅速升高，形成清晨血压高峰。患者在家中的自测血压值往往低于诊所血压值。

高血压时体征一般较少。周围血管搏动、血管杂音、心脏杂音等是重点检查的项目。常见的并应重视的部位是颈部、背部两侧肋脊角、上腹部脐两侧、腰部肋脊处的血管杂音。血管杂音往往表示管腔内血流紊乱，与管腔大小、血流速度、血液黏度等因素有关，提示存在血管狭窄、不完全性阻塞或者代偿性血流量增多、加快，例如，肾血管性高血压、大动脉炎、主动脉狭窄、粥样斑块阻塞等。肾动脉狭窄的血管杂音，常向腹两侧传导，大多具有舒张期成分。心脏听诊可有主动脉瓣区第二心音亢进、收缩期杂音或收缩早期喀喇音。

有些体征常提示继发性高血压可能，例如，腰部肿块提示多囊肾或嗜铬细胞瘤；股动脉搏动延迟出现或缺如，并且下肢血压明显低于上肢，提示主动脉缩窄；向心性肥胖、紫纹与多毛，提示库欣综合征可能。

4.1.4 高血压的临床诊断

4.1.4.1 西医诊断

《中国高血压防治指南》参考了《1999WHO/ISH高血压指南》，将18岁以上成人的血压，按不同水平分类：理想血压（<120/80mmHg[①]）、正常血压（<130/85mmHg）、正常高值（130～139/85～89mmHg）、1级高血压（140～159/90～99mmHg）、2级高血压（160～179/100～109mmHg）、3级高血压（≥180/110mmHg）、单纯收缩期高血压（收缩压≥140/舒张压<90mmHg），患者收缩压与舒张压属不同级别时，应按两者中较高的级别分类。

继发性高血压是指在其他疾病的基础上而引发的高血压。临床上这种类型的高血压患者也不少见。往往由于诊断不明确，治疗上没达到降压目的，反而还耽误病情，这时候作为医生要提高警惕，仔细地询问病史，进行进一步的检查手段，查出病因后明确诊断。临床上继发性高血压诊断的诊断思路：①中、重度血压升高的年轻患者；②症状、体征或实验室检查有怀疑线索，例如，肢体脉搏搏动不对称性减弱或缺失，腹部听到粗糙的血管杂音，近期有明显怕热、多汗、消瘦，血尿或明显蛋白尿等；③降压药联合治疗效果很差，或者治疗过程中血压曾经控制良好但近期内又明显升高；④急进性和恶性高血压患者。

4.1.4.2 中医诊断

根据常见的临床表现，结合中医四诊，可将高血压病证分为八个证型：

---

① 1mmHg=133.33Pa。

①肝阳上亢证；②肝阳化风证；③阴虚阳亢证；④气血亏虚证；⑤痰浊中阻证；⑥瘀血内停证；⑦阴阳两虚证；⑧阳虚水泛证。

4.2 药茶技术在高血压中的临床应用

一旦患有本病，原则上一期高血压应重在防而兼顾治，以防发展；二期、三期合并有心、脑、肾器质性损害者则在中西医治疗的基础上，注重于防，以阻止病情恶化。根据临床常见症状，高血压的证型和相应的药茶技术可有如下几种。

4.2.1 技术一

主症 眩晕耳鸣，头重脚轻，面红目赤，烦躁易怒，腰膝酸软，足痿无力等，舌红，脉弦。

治则 平肝清热。

茶方 天麻菊花茶。

用药 天麻10g、野菊花10g、黄芩10g。

制法及服法 将天麻切碎，再将其余诸药纳入茶杯，再加入沸水，盖严杯盖，约20分钟后代茶服用，日服一剂。

注意事项 此药茶适用于高血压的早期，脾胃虚寒的患者应慎重服用。

按语 ①天麻的现代药理研究。对血压的影响在猫急性血压实验中，天麻苷及天麻苷元用后1~2小时内有轻度降压作用。静脉注射天麻注射液对大鼠和家兔有迅速的降压作用，最大降低73%，持续1~1.5小时甚至以上。腹腔注射或十二指肠给药对大鼠降压持续时间更长，可达3小时甚至以上。②野菊花的现代药理研究。比较95%、50%、25%溶液乙醇热浸及水提取的野菊花浸膏（含野菊花内酯、黄酮苷、苦味素）对麻醉猫的降压作用，发现乙醇浓度越低，提取到的成分降压效果越差，水提物基本无降压作用；野菊花95%乙醇浸提物主要含有野菊花内酯、黄酮苷等水难溶物质，对麻醉猫、正常狗均有一定的降压效果，而且降压作用缓慢、持久，是较理想的降血压药物。对慢性肾型高血压犬亦获得降压效果。降压时，心排血量并不减少，主要是由于总外周阻力下降，其作用原理可能是由于其抗肾上腺素及扩张外周血管所致，也可能还有中枢血管运动中枢抑制参与。实验证明野菊花有抗肾上腺素作用。③黄芩的现代药理研究。黄芩酊剂、浸剂、煎剂、醇或水提取物、黄芩苷对麻醉犬、猫、兔静脉、肌内注射或灌胃，均可引起降压作用。浸剂口服能降低正常及慢性肾性高血压犬的血压，酊剂可使神经性高血压犬血压回至正常。浸剂口服的降压作用，以云南产者为最佳，河北次之，西北的较差。黄芩的降压原理，一般认为系直接扩张血管，也可能作用于血管感受器，反射性地引起降压。

4.2.2 技术二

主症 血压升高，眩晕耳鸣、头重脚轻、面红目赤、烦躁易怒、腰膝酸软、足痿无力，继之出现眩晕欲仆、肢麻震颤、筋惕肉困等，甚则昏仆、偏瘫，发为中风。

治则 平肝潜阳息风。

茶方 钩藤地龙茶。

用药 钩藤10g、地龙10g、石决明15g、茵陈蒿10g。

制法及服法 先将石决明捣碎，再将地龙切碎，将其余诸药放入茶杯中，加入沸水，盖严杯盖，约20分钟后代茶服用，日服一剂。

注意事项 此药茶适用于高血压急证缓解期。

按语 ①钩藤的现代药理研究。化学研究证明钩藤中降压主要成分是钩藤碱和异钩藤碱。两者强度比较，异钩藤碱强于钩藤碱。钩藤的降压作用明显，其特点是先降压，继而快速升压，然后持续下降。首先，通过直接和反射性地抑制了血管运动中枢，以及阻滞交感神经节和神经节，使外周血管扩张，阻力降低所致；其次，亦能抑制细胞内钙离子释放，产生直接扩张血管的作用，但其作用较弱。②地龙的现代药理学研究。研究认为地龙酊剂、干粉混悬液、热浸液煎剂、针剂均有缓慢而持久的降压作用。经实验表明麻醉犬、大鼠、猫及慢性肾性高血压大白鼠均表现缓慢而持久的降压作用。其降压机制认为是与作用在脊髓以上中枢神经系统有关，因在第2颈椎外切断猫脊髓后其降压作用即消失。其地龙的水、醇、丙酮提出成分亦有一过性、成中等度的降压作用。③决明子的现代药理学研究。决明子水浸液、醇-水浸液、醇浸液对麻醉犬、猫、兔等皆有降压作用。在慢性实验中，煎剂每日2g（生药）/kg，无降压作用。决明子注射液0.05g/100g体重静脉注射可使自发遗传性高血压大鼠收缩压明显降低，同时也使舒张压显著降低，其降压效果、降压幅度、作用时间均优于静脉注射利舍平0.3mg/kg组大鼠。④茵陈蒿的现代药理学研究。茵陈的水浸剂及精制浸液均有降压作用，6，7-二甲氧基香豆精静脉注射及十二指肠给药对大鼠、猫、兔、犬均表现降压作用，其降压作用可能系通过中枢以及内脏血管扩张而致；对离体心室纤颤兔心冠状动脉流量明显增加，并使其恢复节律收缩；猫、兔心电图观察。可出现一过性房室传导阻滞及室内传导阻滞。

4.2.3 技术三

主症 眩晕目眩，头胀头痛，目睛干涩，两胁隐痛，面部烘热，口燥咽干，五心烦热，腰膝酸软。

治则 滋阴潜阳。

茶方 天麻知母茶。

用药 天麻10g、地骨皮10g、黄柏10g、石决明15g、知母10g。

制法及服法 先将石决明捣碎，再将天麻切碎。将其余诸药纳入茶杯，再加入沸水，盖严杯盖，约20分钟后代茶服用，日服一剂。

注意事项 此药茶适用于高血压的中后期，脾胃虚寒、大便溏泄的患者慎重服用。

按语 ①地骨皮的现代药理研究。地骨皮的浸剂、酊剂及煎剂对麻醉犬、猫、兔静脉注射均有明显的降压作用，并伴有心率减慢和呼吸加快；浸剂的作用似优于煎剂；反复给药可产生程度不等的快速耐受现象。浓缩酊剂给麻醉犬、猫肌内注射或煎剂给不麻醉大鼠灌胃也呈现持久稳定的降压作用。地骨皮的降压作用与中枢有关，还可能有阻断交感神经末梢及直接舒张血管的作用。降压期间，心电图除有心率变慢、T波减低外，无明显变化，中毒剂量可使豚鼠心脏产生房室传导的部分性乃至完全性阻滞。②黄柏的现代药理研究。黄柏对麻醉动物静脉注射或腹腔注射，可产生显着而持久的降压作用，颈动脉注射较静脉注射的更强，因此降压可能是中枢性的。对季铵型的黄柏碱加以改变而合成的叔胺型的化合物昔罗匹林亦可引起迅速、显著之降压作用；在1～2颈椎间切断脊髓则降压消失，因而也证明降压属中枢性的。此外，昔罗匹林有较强的抗肾上腺素样作用，使压迫颈动脉、窒息、电刺激大内脏神经引起的升压反应及注射肾上腺素或电刺激颈上交感神经节引起的瞬膜收缩反应均受到抑制。③地黄的现代药理学研究。酒熟地黄及蒸熟地黄都有显著的降压作用，收缩压和舒张压均显著下降。④知母的现代药理研究。对家兔静脉注射，中等量能抑制呼吸及轻微降血压，大剂量则可使家兔呼吸停止，血压下降而导致死亡。

4.2.4 技术四

主症 头晕，眼花，心悸，失眠多梦，面色无华，少气懒言，自汗，舌淡，脉细弱。

治则 补气养血。

茶方 芪归茶。

用药 黄芪10g、当归10g、白术10g。

制法及服法 将以上3味药纳入茶杯，再加入沸水，盖严杯盖，约20分钟后代茶服用，日服一剂。

注意事项 在服药期间注意合理饮食，忌油腻、辛辣等难消化的食物。

按语 ①黄芪的现代药理学研究。有资料表明，黄芪具有利尿降压、降低肺动脉压及右心前负荷、扩张周围阻力血管的作用。具有降低动脉压，从而改善心功能的作用，同时对冠状动脉有直接扩张的作用。黄芪能增加人体总蛋白和白蛋白量，降低尿蛋白，并通过强心增加心排血量和扩张血管达到降血压或升血压的作用。有研究显示黄芪急性腹腔注射在观察的各时间点上对所有的大鼠均无急性降压作用，而长期连续腹腔注射黄芪却明显地抑制了自发性高血压大鼠（SHR）血压的进一步升高，并有逐渐下降趋势，而未给药的 SHR 血压比实验开始前却进一步升高。黄芪对正常大鼠血压无明显作用，而且黄芪的控制血压作用与剂量有关，给药剂量越大，SHR 血压下降趋势越明显。②当归的现代药理学研究。当归水提醇沉液 1～4g（生药）/kg 静脉注射时，麻醉犬动脉血压明显降低，此时冠状动脉、脑动脉和股动脉阻力减小，血流量则明显增加，且增加外周血流量和减少血管阻力作用随药物剂量增大而加强，麻醉犬股动脉注射本品水提醇沉注射液 10～40mg（生药）/kg 时，股动脉血流量显著增加，血压变化不明显。当归对外周血管的扩张作用不受普萘洛尔（心得安）或酚妥拉明的影响，但阿托品及苯海拉明可减弱其扩血管、增加股动脉血流量的作用。提示本品扩血管作用与 α 或 β 受体无关，而与 M 受体及组胺 H_1 受体兴奋有关。

4.2.5 技术五

主症 头重如裹，胸闷作恶，呕吐痰涎，脘腹痞满，舌体胖大，有齿痕，苔白腻。多见于肥胖体质的高血压患者。

治则 行气降气，醒脾和胃。

茶方 藿香莱天茶。

用药 藿香 10g、莱菔子 10g、天麻 10g。

制法及服法 先将天麻切碎，再将半夏捣碎，与其余诸药一并放入茶杯，再加入沸水，盖严杯盖，约 20 分钟后代茶服用，日服一剂。

注意事项 此药茶久服易温燥伤津、耗气，宜中病即止。

按语 ① 藿香的现代药理研究。藿香中的挥发油有刺激胃黏膜、促进胃液分泌、帮助消化的作用。但藿香煎剂对胆囊无收缩作用。②莱菔子现代药理研究。莱菔子水-醇提取液给猫和犬静脉注射，有非常明显的降压作用；浸膏给兔灌胃和肾型高血压大鼠灌胃，亦有显著的降压作用。有报告认为，莱菔子的降压作用与交感神经无关，大量阿托品或切断两侧迷走神经不能阻断莱菔子的降压作用，其降压机制与 M-胆碱反应关系不大；普鲁卡因可减弱莱菔子的降压幅度，提示血管内感受器可能与莱菔子的药理作用有关。实验证明，莱菔子对肠管平滑肌有松弛作用，并增加狗肢体血流量，说明其有扩张血管作用；椎动脉给药对兔、猫有降压作用。因此可以认为该药除对血管的直接扩张作用而引起降压外，并能部分地通过中枢神经系统发挥其降压作用。亦有实验表明，莱菔子注射液对兔急性缺氧性肺动脉高压和体动脉压有明显降低作用；增大莱菔子剂量，可使其降肺、体动脉压强度加大，与酚妥拉明相比，莱菔子能明显延长降压时间。

4.2.6 技术六

主症 头痛如刺，耳聋，目涩，舌紫暗，脉涩。

治则 活血、通窍、止痛。

茶方 三七菖蒲茶。

用药 三七10g、葛根10g、石菖蒲10g。

制法及服法 先将三七捣碎，再将其余诸药纳入茶杯，再加入沸水，盖严杯盖，约20分钟后代茶服用，日服一剂。

注意事项 此药茶对于不明原因出血者、体弱年高者忌服。

按语 ①三七的现代药理学研究。三七对血管血压有影响。三七及三七总皂苷（PNS）对狗、猫、家兔、自发性高血压大鼠等多种动物具有降血压作用，尤以降低舒张压作用明显。PNS对不同部位血管具有选择性扩张作用，对大动脉，如胸主动脉、肺动脉扩张作用弱，而对肾动脉、肠系膜动脉、门静脉、下腔静脉等小动脉和静脉扩张作用强，并能显著降低冠状动脉阻力（CR），增加冠状动脉血流量（CBF）。三七扩血管、降血压作用主要与阻Ca^{2+}内流有关。②葛根的现代药理学研究。葛根具有扩血管、降血压作用。葛根总黄酮、葛根素静脉注射后，对外周血管具有一定的扩张作用，可使麻醉犬脑血管阻力下降，脑血流量增加，脑循环改善。葛根素静脉注射对去甲肾上腺素引起的微循环障碍具有对抗作用，可增加血管运动的振幅，加快血流速度。葛根、葛根素尚可改善视网膜微循环。葛根能减弱醋甲胆碱所致的脑内动脉扩张和去甲肾上腺素所致的脑内动脉收缩，使处于异常状态的脑血管功能恢复至正常水平。葛根素、大豆苷元能降低血浆肾素及血管紧张素水平，葛根素尚可减少血浆儿茶酚胺含量。葛根水煎剂、醇浸膏、葛根总黄酮、葛根素、大豆苷元对高血压模型动物均有一定的降压效果。另外，葛根醇浸膏及葛根素能减弱去甲肾上腺素或醋甲胆碱对高血压犬的升压或降压反应。

4.2.7 技术七

主症 少气无力，消瘦面黄，潮热盗汗，泄溏便急，心悸气短，畏寒肢冷，自汗，阳痿，滑精，闭经，脉微细或虚大无力。

治则 调补阴阳。

茶方 山萸菟丝茶。

用药 山茱萸10g、熟地10g、肉苁蓉10g、菟丝子10g。

制法及服法 先将熟地切碎，再将其余诸药纳入茶杯，再加入沸水，盖严杯盖，约20分钟后代茶服用，日服一剂。

注意事项 此药茶适用于高血压后期患者服用。

按语 山茱萸的现代药理学研究。早年曾报告，山茱萸流浸膏对麻醉犬有利尿作用，且能使血压降低，对正常家兔血糖无影响。

4.2.8 技术八

主症 头痛，眩晕，耳鸣，畏寒肢冷，夜里尿频，水肿，阳痿，苔白润，脉象沉细而弱。

治则 温阳利水。

茶方 茯苓干姜茶。

用药 茯苓10g、白芍10g、白术10g、干姜6g。

制法及服法 先将茯苓切碎，再将其余诸药纳入茶杯，再加入沸水，盖严杯盖，约20分钟后，代茶服用。

注意事项 此药茶仅适用于高血压患者血压稳定期服用。

按语 ①白芍的现代药理研究。白芍和芍药苷有扩张血管、增加器官血流量的作用。芍药煎剂能扩张蟾蜍内脏和离体兔耳血管。白芍注射液2g（生药）/kg静脉注射立即使麻醉猫内脏血流量大幅度增加，并对心脏活动略有加强。芍药苷能扩张犬冠状血管和肢体血管，对豚鼠有剂量相关性降血压作用。②白术的现代药理学研究。白术有血管扩张作用。对心脏有抑制作用，剂量过大时可致心脏停搏。

5 糖尿病

5.1 糖尿病的概述

5.1.1 糖尿病的概念

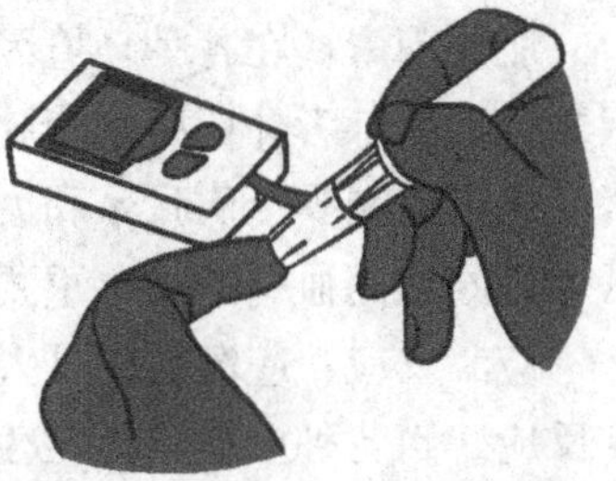

糖尿病是代谢成分和血管成分互相关联的一种慢性病。病因复杂多样，目前尚未完全阐明，所以称为原发性糖尿病，大多数病人属此组。还有病因比较清楚的糖尿病，称为继发性糖尿病，见于较少数病者。糖尿病属终身性疾病，一旦患病，虽可服药控制，但需终身用药。随着病程的延长，可导致某些急性并发症，病程久远而血糖控制不良则可引起慢性特异性的微血管和大血管病变，可使神经、眼、心、脑、肾等器官受累，严重威胁人类的健康。随着人们生活水平的提高、生活方式的改变及人口老龄化加重，糖尿病发病率逐年升高，在老年人中发病率较高，也是常见的老年病。

糖尿病属于中医“消渴病”的范畴，是指以多饮、多食多尿及消瘦、疲乏、尿甜为主要特征的综合病证。化验检查其主要特征为高血糖及尿糖。主要病变部位在肺、胃、肾，基本病机为阴津亏耗，阴不制阳，燥热偏盛。

5.1.2 糖尿病的病因病理

5.1.2.1 西医病因病理

(1) 病因

总的来说糖尿病的病因和发病机制未完全明了。胰岛病变致胰岛素分泌不足或缺乏或延迟，循环血液中存在胰岛素抗体，胰岛素受体或受体后缺陷致靶细胞对胰岛素的敏感性降低等，是发生糖尿病的基本环节。通常认为，遗传因素和环境因素之间复杂的相互作用是发生糖尿病的主要原因，而且可能属于多基因遗传疾病的范畴，以下简单介绍了几种相关因素。

遗传因素：糖尿病家族史的研究报道，1 型糖尿病病人的父母患病率为 11%，三代直系亲属中糖尿病的遗传因素占 6%，患隐性糖尿病子女占 8%。对组织相容性抗原（HLA）的研究表明，在胰岛素依赖型糖尿病人群中，HLAB8、B15、DW3、DW4 等发生率明显高于正常对照组，而在非胰岛素依赖型糖尿病人群中，HLA 抗原与正常对照无明显差异。

感染因素：在致胰岛素依赖型糖尿病的环境中，已发现若干病毒（如柯萨奇 B4 病毒、腮腺炎病毒、脑心肌炎病毒等）可致实验动物胰岛感染，B 细胞广泛破坏，造成糖尿病。在胰岛素依赖型糖尿病病人中胰岛细胞抗体阳性和胰岛炎病变也支持自体免疫反应在发病机制上可能起重要作用这一说法。然而病毒感染和自体免疫都为遗传因素所决定。病毒感染导致人类糖尿病的证据尚不够充分。

肥胖因素：在各种环境因素中，肥胖是非胰岛素依赖型糖尿病的主要诱发因素之一。肥胖者外周靶细胞胰岛素受体数量减少，肥胖的 2 型糖尿病靶细胞胰岛素受体不仅减少，而且亲和力降低或存在受体后缺陷，因而对胰岛素的敏感性减低，是导致高血糖的又一重要因素。

应激反应：应激反应是人类受到外界致病因素刺激时所产生的一种保护性生理反应。当各种应激反应发生时，均可引起神经系统的下丘脑-垂体-肾上腺轴的活动亢进，使肾上腺皮质分泌功能亢进，刺激肝糖原释放入血，并有糖原异生，使血糖升高。

药物因素：已知某些药物可影响新陈代谢，引起葡萄糖耐糖量减低和高血糖症。如苯妥英钠、利尿剂（特别是噻嗪类）、高血糖素、口服类固醇避孕药以及β-肾上腺素能兴奋剂等均可引起葡萄糖的不耐受性，敏感者可引起糖尿病。如服用肾上腺促皮质激素（治疗剂量），也可引起糖尿病。

妊娠因素：妊娠时，孕妇胎盘分泌的泌乳素、雌性激素等，对胰岛素均有拮抗作用，使血糖升高，孕期多食则发生肥胖。同时，妊娠期间氢化可的松的分泌亦有增加。因此，一般认为妊娠会增加糖尿病的发病率，亦可加重糖尿病及其症状。

（2）病理

1 型糖尿病：一般认为 1 型糖尿病是在遗传易感的基础上，胰岛 B 细胞感染了病毒，B 细胞蛋白质变性而引起自身免疫反应，进一步损伤胰岛 B 细胞，使胰岛素分泌绝对不足，发生糖尿病。大多数胰岛素依赖型糖尿病病人是因为自身免疫而得病的。开始是某些未知的触发因素对糖尿病易感者的胰岛细胞引起损害，随即这些被损害的胰岛细胞蛋白发生变性，成为致敏蛋白。人体对这些蛋白产生对抗反应，由 B 细胞生成抗体（胰岛细胞抗体及胰岛细胞表面抗体），同时体内的淋巴细胞被激活。这些抗体和激活的淋巴细胞都对胰岛 B 细胞产生损害。随胰岛 B 细胞损害的加重，静脉注射葡萄糖后胰岛素分泌反应的强度也就逐渐降低，直至 90% 以上的胰岛 B 细胞被损害时，才出现临床糖尿病。因为临床糖尿病多在冬季寒冷时节、病毒流行时发生，因此人们认为是病毒感染引起胰岛B细胞损害，此后才发生自身免疫性B细胞损害的。

2型糖尿病：病机特点是胰岛素分泌不足和胰岛素抵抗所致的胰岛素相对不足。在遗传的基础上，由于胰岛素受体数目减少或亲和力下降，受体与胰岛素的结合力下降以及胰岛素B细胞对葡萄糖的应激能力减弱等原因，发生胰岛素分泌迟缓、高峰后移及胰岛素抵抗，致使胰岛素不能正常发挥生理效应。虽然胰岛素的量正常或偏高，但仍不能满足维持正常代谢的需要，发生胰岛素相对不足，使血糖升高，发生糖尿病。引起胰岛素分泌相对不足的原因可能有以下几个方面：胰岛素受体数目的减少或缺陷，胰岛B细胞上葡萄糖受体缺陷，胰高血糖素分泌相对过高，以及神经多肽的过度敏感等。

5.1.2.2 中医病因病机

糖尿病按其临床表现，隶属于中医学“消渴”的范畴。但消渴并不等于糖尿病，因消渴的含义较广。所谓消渴，渴系指口渴引饮，小便频数，尿如脂膏；消则指消谷善饥、形体消瘦为特征的病症。《黄帝内经》将消渴病的病因归于五脏“脏脆”，开先天禀赋不足、五脏柔弱之先河。后世医家随着临证研究的不断深入，中医理论日趋完善，从情志、饮食、劳伤、外感等方面认识病因，而且从病因引起的脏腑的病理变化中认识到阴虚与燥热是消渴病（糖尿病）的主要因素，两者互为因果，临床上表现出肺燥、胃热、肾虚的病理变化的特征。

（1）病因

禀赋不足，五脏柔弱：中医理论认为，“正气存内，邪不可干”，“邪之所凑，其气必虚”，说明中医学十分重视机体内在因素的作用。《灵枢·五变》篇说：“五脏皆柔弱者，善病消瘅”（瘅读单音，比喻疾病症状像自然界的旱天一样）。

情志不调：郁久化火长期过度的精神刺激，情志不舒；或忧思伤脾，脾失运化，湿浊内停，郁而化热；或精神抑郁，郁怒伤肝，肝失疏泄，导致肝气郁结，久郁化火，上灼肺胃津液，下耗肾脏阴液；或劳心伤营，暗耗阴血，阴虚燥热；或持续惊恐伤肾，肾藏精，肾精不足则肾阴不足。精化气，恐则气下，肾阳不升，机体代谢原动力不足，体内病理产物蓄积而形成瘀血、水、湿、痰、饮等，病理产物郁而化热；或悲忧日久，损伤肺气，肺气不足，则对气血津液的宣散不足，气血津液蓄积，郁而化热，均可导致消渴病的发生。

饮食不节：蕴热伤津、长期过食肥甘厚味会导致脾之运化功能受损，不能运化的水谷精微蓄积于体内而变成水、湿、痰饮等病理产物，进一步困脾使之更损，湿浊之气郁而化热，加之水谷精微不能化为滋养脏腑的阴液而致阴虚内热，久而转为消渴。

外感六淫：化热伤阴外感六淫，风、寒、暑、湿、燥、火之邪从阳化火，火易伤津，亦可发生消渴病。《灵枢·五变》篇曰：“余闻百疾之始也，必生于风雨寒循毫毛而入腠理，或复还，或留止，或为风肿汗出，或为消瘅。”中医强调正气在发病中的主导作用，但也认为邪气是发病的重要条件。消渴病的发生是正邪两方面相互作用的结果。

劳逸失度：房劳伤肾、劳倦过度和生活过于安逸都会导致气、血、津、精、液运行不畅，经络不通，脏腑功能失调。《素问·宣明五气》曰：“五劳所伤：久视伤血，久卧伤气，久坐伤肉，久立伤骨，久行伤筋，是谓五劳所伤。”其中久视、久立、久行皆为过度劳累，若得不到及时或足够的休息调养，使精气耗伤。反之，劳逸适度有利于体内精微物质的代谢，更有利于人体的健康长寿。

（2）病机

糖尿病的中医病机详见于以下几方面。

先天不足：不足是消渴病发病的内因，起主导作用。五脏之中，肾为先天之本，起主导作用，为元阴、元阳之脏，水火之宅。肾的生理功能为：肾主津液，肾主藏精；五脏之精气皆藏于肾；五脏六腑之津均赖于肾精之濡养；五脏六腑之气皆赖于肾气之温煦。当先天不足、禀赋羸弱易发为消渴。其病机变化有以下四方面：一是肾精虚亏。由于真阴虚亏，孤阴无依，不能管束，津液直输膀胱而致小便频数而量多，浑浊黏腻如脂膏，尿有甜味。水谷精微不能充养肌肤，形体消瘦虚弱。二是肾气不足。消渴病基于肾阴亏虚，阴病及阳，而致肾气肾阳虚损，预示消渴病的发展加重。肾阳虚亏，津不化气，气化失常，饮一溲二。三是阴竭阳亢。多因肾阴久亏，阴精耗损，雷龙之火上炎，一发而不可制，火游于肺而上渴，火游于胃而中饥，火烁阴精，阳强无制，阴不内守，而小便浑浊如膏，真阴遂泄，而成下消。四是气血皆虚。由于五脏失于肾精濡养而柔弱，气血皆虚，外因六淫乘虚而入，或饮食不节，或七情郁滞，或房劳失度等均可耗伤正气，病邪入侵，久滞化热，更耗阴伤气，阴愈虚而热愈盛，热愈盛而阴愈伤，导致恶性循环，终成消渴病。

内伤七情：七情所伤，肝气郁结，久郁化火伤阴，上耗肺津，中伤胃液，下损肾水，发为消渴。具体的病机变化可见于以下几方面：一是上灼肺阴。肺为娇脏，五脏之华盖。其生理功能为输布津液，通调水道。当燥热伤肺则出现一系列病机变化。二是中伤胃阴。郁怒伤肝，肝火亢盛，横逆克土，热耗胃阴，胃火偏亢。脾本为胃行其津液，复因忧思伤脾，脾失健运，不能输布津液，胃失濡养，燥热愈炽。三是下耗肾水。肝肾同源，肝火亢盛，暗耗肾水，肾为水之下源，肺为水之上源。肾水被耗，化源不足，水不能上承于肺，亦不能充养于胃，而致肺燥，胃热更共，则出现口渴引饮无度，消谷易饥，小便浑如脂膏。

饮食不节：详见以下几方面：一是脾湿内蕴。饮食不节，损伤脾胃，脾失健运，湿浊内蕴，蕴久化热，胃火炽盛，热灼阴伤，胃阴不足，津不上承于肺，而致肺燥。二是胃燥津伤。多因醇酒厚味不节，蕴热伤胃。三是阳明燥实。由于饮食不节，而致胃与大肠实热燥结。胃热化燥伤津，而消谷善饥；大肠无津以润，则大肠热结，热结上蒸于胃腑，又加重胃中燥热，最终导致手足阳明，二阳热结，大便秘结不通。

外感六淫：详见以下几方面：一是燥火伤肺。多见于上焦心肺功能脆弱，外感六淫而致消渴的一系列病变。外感六淫，外邪袭肺，肺气不宣，蕴而化热，热耗肺阴，或外感燥火，而导致消渴病。燥火灼伤肺津，肺失治节，不能输布水谷精微于周身，直趋膀胱，而出现口渴多饮、尿多而甜的临床表现。二是肺胃燥热。多系外感六淫之邪，化燥伤阴，热势弥漫，渴欲饮水而不能自禁，以渴饮为主，表明热邪仍在上焦为重，表现以口干舌燥、气短汗出、神疲乏力等肺胃热盛的症状。

劳逸失度：详见以下几方面：一是过劳伤神。过度劳累，以妄为常，则易耗伤脾气。脾气损耗，健运失司，水谷精微，无以濡养脏腑，生化无源，气血虚亏。津血同源，血虚津亏，五脏阴液不足，脾不为胃行其津液。胃津虚乏，则胃火亢盛，火灼津伤，而出现胃热、肺燥，消渴之症遂生。思虑过度，劳伤心脾，阴血暗耗，心神失养，心火偏亢。心火上炎，熏灼肺金致消渴。二是过逸伤气。过度安逸亦能耗伤脾气。三是房劳伤肾。房室无度，忧伤肾元，尤为先天不足者，肾精耗竭，燥热内生。肾主一身之阴，肾阴亏虚，则心、肝、肺、脾、胃等脏腑阴液俱虚。阴虚燥热而消渴诸症丛生。

5.1.3 糖尿病的临床表现

糖尿病的临床表现主要是由于胰岛素分泌相对不足或绝对不足引起的各种代谢紊乱综合征，但表现差异很大。典型的糖尿病以饮多、尿多、食多而体重减少的“三多一少”症状为特点，但更多的糖尿病患者并不具备这些特点，常以并发症的表现为主。

5.1.3.1 典型表现

(1) 尿多

尿多指尿的量和次数增多。糖尿病患者每天的尿量可达3000～5000ml，有的甚至达8000～10 000ml；小便次数明显增加，有时1～2小时就小便一次。尿多是因为糖尿病病人血糖浓度高，超过了肾糖阈值，大量葡萄糖从肾中排出，但由于葡萄糖是结晶的固体，从肾小球滤过时，尿的渗透压增高，肾小管回吸收减少，从而形成高渗性尿量增多。一般说来，尿糖与尿量成正比，即尿糖越高，尿量越多。

(2) 饮多

糖尿病病人多有口干渴喜饮，每日饮水量达4～5暖瓶。其特点是饮虽多而渴不解。多饮是因为多尿使体内水分丢失太多，发生细胞内脱水，刺激口渴中枢，因而出现烦渴多饮，舌红口干，皮肤也可因脱水而变得干燥无弹性。也有一些老年糖尿病患者，因脑动脉硬化或肾脏调节水电解质的功能障碍，体内虽然脱水严重，但口渴的表现并不很明显，应当引起注意。

(3) 食多

病人饭量很大，吃得很多，常有胃已饱胀，还是想吃的感觉。虽然吃得多，还是特别容易饥饿，所以病人总是想吃。多食是由病人体内葡萄糖利用障碍、机体能量缺乏引起。葡萄糖是体内能量和热量的主要来源，糖尿病病人因为胰岛素分泌相对或绝对不足，食物虽在肠胃中转化成葡萄糖入血，但随即从尿中排出，不能为机体利用，导致机体能量不足。为了维持正常的生命活动，就需要多进食补充，故病人多食而易饥。但遗憾的是，吃得越多，血糖越高，尿中失去的糖就越多，饥饿感就越强，从而形成恶性循环。所以糖尿病病人应当适当控制饮食以打断这种恶性循环，减轻胰腺的负担。值得注意的是，若患者突然饮食减少，并伴有恶心、呕吐等症，可能是酮症酸中毒的先兆。

(4) 体重减少

病人虽吃得多，喝得多，但体重却逐渐减轻，并感疲乏无力。这是因为糖尿病患者胰岛素分泌不足，葡萄糖不能被利用，机体只能通过消耗体内的蛋白质和脂肪来补充必需的热量和能量，所以病人体重下降、身体消瘦。若为幼年型糖尿病患者，因身体的发育受到影响，病人往往身材矮小瘦弱，形成特殊的“糖尿病假侏儒综合征”。成年型糖尿病病人因多食而肥胖，发病后因糖大量丢失，体重也见减轻，疲乏加重。

5.1.3.2 非典型表现

一般说来，典型的临床表现（“三多一少”）只见于1型糖尿病和比较重的2型糖尿病患者。大多数患者，特别是肥胖型糖尿病病人，症状并不典型，或只见一两个典型症状。临床所见，很多人患糖尿病很久自己并不知道，在因视力减退、疮疖、高血压、冠心病等疾患就诊时，经检查才发现患有糖尿病。

糖尿病非典型的表现很多，常见的有：①低血糖反应。无明显原因餐前经常出现心慌、乏力、多汗、手颤抖、饥饿等，进食后才能缓解。低血糖反应是糖尿病患者的一种特殊表现。正常人在饮食后血糖增加，由于高血糖的刺激，胰岛素的分泌也会有相应增加，血糖水平与胰岛素分泌相一致。有些糖尿病病人，尤其2型糖尿病患者，胰岛素分泌高峰后移，饭后3~4小时胰岛素仍处于较高水平，而此时从肠道吸收的糖已大部分被消耗，胰岛素相对过高，从而引起低血糖反应。②视力障碍。如视物模糊、两目干涩等，此由于眼晶体渗透压改变引起。③皮肤疾患。如皮肤瘙痒、肢体溃疡、疮疖等。④性功能障碍。如性欲减退、外阴瘙痒，男子阳痿、龟头炎、不育，女子月经不调、闭经等。⑤消化系统障碍。如经常性不明原因的腹泻、便秘、腹泻与便秘交替。

5.1.4 糖尿病的临床诊断

5.1.4.1 西医诊断

大多数糖尿病患者，尤其是早期T2DM患者，并无明显症状。在临床工作中要善于发现糖尿病，尽可能早期诊断和治疗。糖尿病诊断以血糖异常升高作为依据，应注意单纯空腹血糖正常不能排除糖尿病的可能性，应加验餐后血糖，必要时进行OGTT。诊断时应注意是否符合糖尿病诊断标准、分型、有无并发症和伴发病或加重糖尿病的因素存在。

（1）诊断线索

在诊断糖尿病的时候务必注意以下几方面：一是三多一少症状。二是以糖尿病的并发症或伴发病首诊的患者，原因不明的酸中毒、失水、昏迷、休克；反复发作的皮肤疖或痈、真菌性阴道炎、结核病等；血脂异常、高血压、冠心病、脑卒中、肾病、视网膜病、周围神经炎、下肢坏疽以及代谢综合征等。三是需注意某些高危人群。如：IGR［IFG和（或）IGT］、年龄超过45岁、肥胖或超重、巨大胎儿史、糖尿病或肥胖家族史。四是30岁以上健康体检或因各种疾病、手术住院时应常规排除糖尿病。

（2）诊断标准

目前国际上通用WHO糖尿病专家委员会提出的诊断标准（1999），要点如下：

第一，糖尿病诊断是基于空腹（FPG）、任意时间或OGT T中2小时血糖值(2h PG)。空腹指8~10小时内无任何热量摄入。任意时间指一日内任何时间，无论上一次进餐时间及食物摄入量。OGT T采用75g无水葡萄糖负荷。糖尿病症状指多尿、烦渴多饮和难于解释的体重减轻。FPG 3.9~6.0mmol/L（70~108mg/dl）为正常；6.1~6.9mmol/L（110~125mg/dl）为IFG；≥7.0mmol/L(126mg/dl）应考虑糖尿病。OGTT 2h PG<7.7mmol/L（139mg/dl）为正常糖耐量；7.8~11.0mmol/L（140~199mg/dl）为IGT；≥11.1mmol/L（200mg/dl）

应考虑糖尿病。糖尿病的诊断标准为：糖尿病症状加任意时间血浆葡萄糖≥11.1mmol/L（200mg/dl），或 FPG≥7.0mmol/L（126mg/dl），或 OGTT 2h PG≥11.1mmol/L（200mg/dl）。需重复一次确认，诊断才能成立。

第二，对于临床工作，推荐采用葡萄糖氧化酶法测定静脉血浆葡萄糖。如用全血或毛细血管血测定，其诊断切点有所变动。不主张测定血清葡萄糖。

第三，对于无糖尿病症状、仅一次血糖值达到糖尿病诊断标准者，必须在另一天复查核实而确定诊断。如复查结果未达到糖尿病诊断标准，应定期复查。IFG 或 IGT 的诊断应根据 3 个月内的两次 OGTT 结果，用其平均值来判断。在急性感染、创伤或各种应激情况下可出现血糖暂时升高，不能以此诊断为糖尿病，应追踪随访。

第四，儿童糖尿病诊断标准与成人相同。

（3）鉴别诊断

注意鉴别其他原因所致尿糖阳性。肾性糖尿因肾糖阈降低所致，尿糖阳性，但血糖及 OGTT 正常。某些非葡萄糖的糖尿如果糖、乳糖、半乳糖尿，用班氏试剂（硫酸铜）检测呈阳性反应，用葡萄糖氧化酶试剂检测呈阴性反应。

甲状腺功能亢进症、胃空肠吻合术后，因糖类在肠道吸收快，可引起进食后 0.5～1 小时血糖过高，出现糖尿，但 FPG 和 2h PG 正常。弥漫性肝病患者，葡萄糖转化为肝糖原功能减弱，肝糖原储存减少，进食后 0.5～1 小时血糖过高，出现糖尿，但 FPG 偏低，餐后 2～3 小时血糖正常或低于正常。急性应激状态时，胰岛素拮抗激素（如肾上腺素、促肾上腺皮质激素、肾上腺皮质激素和生长激素）分泌增加，可使糖耐量减低，出现一过性血糖升高、尿糖阳性，应激过后可恢复正常。

5.1.4.2 中医诊断

（1）辨年龄

本病一般多发于中年以后，但也有青少年罹患本病者。由于发病年龄不同，故而病情的发生发展、轻重程度及预后转归各有差异。年龄越小者，一般发病急，发展快，病情重，症状多具典型性，预后较差，这与幼年儿童为“稚阴稚阳”之体，机体易虚易实的生理特点有关。中年之后发病者，一般起病较缓，病程较长，部分患者之临床表现不具典型性，其临床表现有类于虚劳，常有痈疽、肺痨及心、脑、肾、眼等并发症。

（2）辨病位

典型者可按三消辨证，多饮为主属上消，多食为主属中消，多尿为主属下消。表现不典型者辨脏腑。糖尿病虽多涉及数个脏腑，但总以某一脏或腑为主。

一般而言，以倦怠懒言、四肢乏力、形体消瘦、尿混浊味甜为主者，病位在脾；以腰酸、腰痛、阳痿、遗精、尿频量多、甚则饮一溲一为主者，病位在肾；以烦渴多饮、口干舌燥、甚则饮不解渴为主者，病位在肺；以多食善饥、口干口渴、大便秘结为主者病位在胃；以精神抑郁、烦躁易怒、头晕耳鸣、目胀目涩，为主者，病位在肝。

（3）辨标本

本病以阴虚为本，燥热为标，两者互为因果，常因病程长短和病情轻重的不同，而阴虚和燥热之表现各有所偏重。大体初病多以燥热为主，病程较长者则阴虚与燥热互见，日久则以阴虚为主，进而由阴及阳，导致阴阳俱虚之证。

（4）辨本证与并发症

多饮、多食、多尿和消瘦为本病的基本临床表现，而诸多并发症则是本病的又一特点。本证与并发症的关系，一般以本证为主，并发症为次。多数患者首先见本证，随病情的发展而出现并发症，但也有与此相反者，如有些中年或老年患者，“三多”和消瘦的本证不明显，有时竟被患者忽略，常有痈疽、眼疾、心脑血管疾病而发现本病。根据治病求本的原则，一旦辨明本证与并发症的关系，在治疗上不可舍本求末，忽略对本病的治疗。

（5）辨证与辨病相结合

中医对疾病的认识无论哪一种病症，只要是有证可辨，并辨明寒热虚实，何脏何腑，以及在气在血，即可立法处方用药。但对确有其病，而又无证可辨者，这就需要辨病论治了。如消渴患者，在其早期或治疗后，可以没有明显症状，在这种情况下，应以辨病为主，抓住阴虚燥热这一本质，并结合患者体质进行论治。

根据糖尿病的临床常见症状，结合中医四诊，可将糖尿病分为五个证型：①肺热津伤证；②胃热炽盛证；③气阴两虚证；④肾阴虚证；⑤阴阳两虚证。

5.2 药茶在糖尿病中的临床应用

由于对糖尿病的病因和发病机制尚未完全阐明，缺乏病因治疗。强调治疗需早期和长期、积极而理性以及治疗措施个体化的原则。治疗目标为纠正代谢紊乱，消除症状、防止或延缓并发症的发生，维持良好健康和学习、劳动能力，保障儿童生长发育，延长寿命，降低病死率，而且要提高患者生活质量。国际糖尿病联盟（IDF）提出了糖尿病治疗的五个要点分别为：医学营养治疗、运动疗法、血糖监测、药物治疗和糖尿病教育。近年来循证医学的发展促进了糖尿病治疗观念上的进步。而在我国传统中医里，糖尿病在治法上，《医学心悟·三消》

篇说："治上消者，宜润其肺，兼清其胃"；"制中消者，宜清其胃，兼滋其肾"；"治下消者，宜滋其肾，兼补其肺"；可谓深得治疗消渴之大旨。下面介绍几个糖尿病症的常见症型及相应的药茶技术。

5.2.1 技术一

主症 口渴引饮，随饮随渴，兼口干舌燥，饮食一般，小便频多，无身热、汗出。舌边尖红少津，苔黄，脉数。

治则 清热润肺，生津止渴。

茶方 葛根茶。

用药 葛根20g、麦冬15g、知母15g。

制法及服法 先将知母切成碎片，再将葛根粉碎，与麦冬一起置入茶杯内，倒入刚煮沸的水，盖严杯盖，时隔15～30分钟后即可服用。徐徐饮用，可以边饮边加开水，日服一剂。

注意事项 药茶内含有较多滋阴类中药，滋腻碍脾，脾虚便溏者慎重服用。

按语 葛根的现代药理研究。由四氧嘧啶诱发的小鼠高血糖，通过灌胃方式给予小鼠葛根素250mg/kg、300mg/kg，降血糖作用分别为18%和31%；阿司匹林50mg/kg与葛根素250mg/kg并用，连续投予4～5天，降糖作用达30%。另有研究表明，大剂量葛根素能降低血糖，但对肾上腺素性高血糖无降低作用；大剂量葛根素能明显降低血清胆固醇，但对血清游离脂肪酸和甘油三酯则无明显影响。

5.2.2 技术二

主症 多食易饥，口渴口臭，形体消瘦，大便干结，苔黄，脉滑实有力。

治则 清胃泻火，养阴增液。

茶方 黄连石膏茶。

用药 黄连6g、石膏10g、石斛10g、麦芽10g。

制法及服法 将黄连、石膏、石斛、麦芽一起置入茶杯内，倒入刚煮沸的水，盖严杯盖，时隔15～30分钟后即可服用。徐徐饮用，可以边饮边加开水，日服一剂。

注意事项 此药茶含有较多苦、寒中药，易伤中阳，阳虚者忌服。

按语 ①黄连的现代药理研究。黄连水煎液口服可使正常小鼠血糖下降，并呈量效关系。小檗碱能降低正常小鼠血糖，一次给药后2～4小时内，降血糖作用最强，6小时后作用已减弱。小檗碱一次灌胃给药对葡萄糖和肾上腺素引起的血糖升高均有降低作用。小檗碱连续灌胃15日，对自发性糖尿病KK小鼠有降血糖作用，并能改善糖耐量，对四氧嘧啶致糖尿病小鼠也有降血糖作用。小檗碱可使糖尿病鼠的晶体、肾脏醛糖还原酶活性明显下降，尿蛋白呈下降趋势，肾小球病理变化得到明显改善，说明小檗碱不仅有降血糖作用，而且对糖尿病性并发症也有一定作用。②石斛的现代药理研究。金钗石斛多糖与生物碱可以抑制肾上腺素性高血糖小鼠的血糖，其高、中剂量组作用明显，且对正常小鼠的血糖无影响。黄琦等研究了金钗石斛总生物碱对四氧嘧啶引起的糖尿病大鼠的保护作用，发现金钗石斛总生物碱可以明显降低四氧嘧啶诱导的高血糖，且其对高血糖导致的胰腺具有保护作用，与对照的二甲双胍比较使用金钗石斛多糖的小鼠，胰岛数量多，体积大，胰岛内细胞数量多。

5.2.3 技术三

主症 口渴引饮，能食与便溏并见，或饮食减少，精神不振，四肢乏力，体瘦，舌质淡红，苔白而干，脉弱。

治则 益气健脾，生津止渴。

茶方 山药黄精茶。

用药 生山药30g、黄精15g。

制法及服法 将山药切成碎片，与黄精一起置入茶杯内，倒入刚煮沸的水，盖严杯盖，时隔15～30分钟后即可服用。徐徐饮用，可以边饮边加开水，日服一剂。

注意事项 邪盛正虚者忌服。

按语 ①山药的现代药理研究。小鼠随机分为对照组、肾上腺素组及肾上腺素+山药组。山药水煎剂的给药剂量及给药途径同前，对照组及肾上腺素组每次给予等量的水。末次给药后2小时，肾上腺素+山药组注射肾上腺素0.2mg/kg，对照组注射生理盐水。注射后30分钟取血测血糖，注射山药水煎剂60g/kg 10日，可明显对抗肾上腺素引起的小鼠血糖升高。②黄精的现代药理学研究。黄精浸膏经口给予家兔，其血糖含量起初正常、渐次增高、然后降低，这种血糖量的暂时性增加可能由其中含有糖类所致，血糖量增加率及作用时效均与给予黄精浸膏量成正比。黄精浸膏对盐酸肾上腺素引起的血糖过高则呈显著抑制作用。黄精甲醇提取物腹腔注射后4小时对正常及链佐星诱发的血糖升高小鼠，有使其血糖降低的作用。黄精甲醇提取物能明显地对抗肾上腺素所引起的血糖升高，所以认为其降糖作用可能与其抑制肝糖酵解系统的功能有关。

5.2.4 技术四

主症 尿频量多，混浊如脂膏，或尿甜，腰膝酸软，乏力，头晕耳鸣，口干唇燥，皮肤干燥，瘙痒，舌红苔少，脉细数。

治则 滋阴固肾。

茶方 山药知母茶。

用药 生山药30g、山茱萸10g、熟地10g、知母15g。

制法及服法 将生山药、熟地、知母切成碎片，与山茱萸一起置入茶杯内，倒入刚煮沸的水，盖严杯盖，时隔15～30分钟后即可服用。徐徐饮用，可以边饮边加开水，日服一剂。

注意事项 邪盛正虚患者忌服。

按语 山茱萸的现代药理研究。山茱萸醇提取物不仅对四氧嘧啶和肾上腺素性糖尿病大鼠有明显的降血糖作用。而且对链脲佐菌素（STZ）所形成的糖尿病大鼠也有类似作用，但对正常大鼠血糖无明显影响。并进一步弄清其有效的主要成分为熊果酸，提示山茱萸对1型（胰岛素依赖性）糖尿病患者可能有一定的治疗作用。此外，山茱萸乙醇提取液能显著降低2型（非胰岛素依赖型，NIDDM）糖尿病大鼠进食量及饮水量。其对NIDDM大鼠空腹血糖无影响，但能明显降低其进食后血糖水平，升高进食后血浆胰岛素水平，这提示山茱萸乙醇提取液对2型糖尿病患者亦有一定的治疗作用。用大鼠的附睾脂肪组织进行实验，发现山茱萸有胰岛素样作用，其鞣酸能抑制脂质过氧化。山茱萸对体外蛋白质非酶糖基化有抑制作用，能改善糖尿病慢性并发症。

5.2.5 技术五

主症 小便频数，混浊如膏，甚则饮一溲一，面容憔悴，耳聋干枯，腰膝酸软，四肢欠温，畏寒肢冷，阳痿或月经不调，舌淡苔白而干，脉沉细无力。

治则 滋阴温阳，补肾固涩。

茶方 熟地苁蓉茶。

用药 熟地15g、肉苁蓉10g、山茱萸10g、牛膝10g。

制法及服法 将熟地切成碎片，与肉苁蓉、山茱萸、牛膝一起置入茶杯内，倒入刚煮沸的水，盖严杯盖，时隔15～30分钟后即可服用。徐徐饮用，可以边饮边加开水，日服一剂。

注意事项 邪盛正虚患者忌服。

按语 ①熟地的现代药理研究。熟地具有降低血糖的作用，并能抑制实验性高血糖。有学者指出，地黄的降糖成分为地黄素。②肉苁蓉现代药理研究。肉苁蓉具有调节内分泌的作用。③牛膝的现代药理研究。牛膝所含蜕皮甾酮和牛膝甾酮，0.1～10mg/kg腹腔注射，或1～100mg/kg灌胃，对高血糖素所致大鼠高血糖有明显降血糖作用。

6 高脂血症

6.1 高脂血症的概述

6.1.1 高脂血症的概念

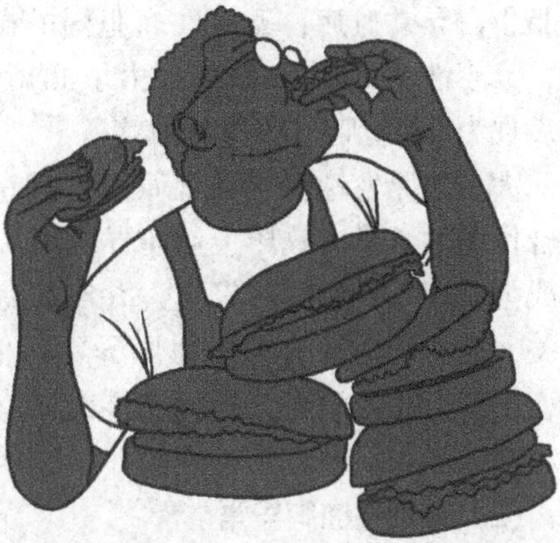

高脂血症简单地说，就是血中胆固醇或三酰甘油（中性脂肪，简称TG）的任一种或两种比正常值高的情况。含有太多脂质的血液会很黏稠，流动缓慢，血液中的脂质会慢慢地沉降在血管内壁。随着脂质的逐渐堆积，血液中的其他物质如钙质、复合糖等也附着沉积下来。就病因而言，有的是由多个遗传基因缺陷与环境因素相互作用所致；有的是由饮食饱和脂肪酸过高、进食过量、吸烟、运动量少、肥胖、某些药物等引起；有的则是继发于其他疾病。所以，高脂血症不是一种特定的疾病，而是一组疾病。由于血脂在血液中都是以蛋白结合的形式存在，所以又有人将高脂血症称为高脂蛋白血症。高脂血症与动脉粥样硬化、心脑血管病、糖尿病、脂肪肝、肾病等的发生有着密切关系，是形成冠心病的主要危险因素之一。

高血脂是现代医学的病名，高脂血症在中医典籍中通常以“膏浊”、“血浊”、“痰浊”称之，但高血脂属于“痰瘀”的范畴更为准确。痰瘀作为一个中医病理学概念的提出由来已久，元代朱丹溪首次明确提出了“痰挟瘀血，遂成窠囊”这一科学论断，并极力倡导痰瘀同病，需痰瘀同治才能取效，备受后世医家推崇，对后世中医痰瘀相关学说的发展影响极大，可以说是中医痰瘀相关学说的雏形。痰瘀是指痰和瘀作为两种病理产物可以互为因果。痰可以致瘀，痰是瘀的早期阶段，瘀是痰是进一步发展。瘀可以致痰，瘀血阻滞脉络，气与津液运行不畅，津液停留而为痰。总之，痰瘀与疾病的发生、发展以及预后有极为密切的关系。

6.1.2 高脂血症的病因病理

6.1.2.1 西医病因病理

脂蛋白代谢过程极为复杂，不论何种病因，若引起脂质来源、脂蛋白合成、代谢过程关键酶异常或降解过程受体通路障碍等，均可能导致血脂异常。

(1) 原发性血脂异常

家族性脂蛋白异常血症是由基因缺陷所致。某些突变基因已经阐明，如家族性 LPL 缺乏症和家族性 Apo CⅡ缺乏症可因为 CM、VLDL 降解障碍引起Ⅰ型或Ⅴ型脂蛋白异常血症；家族性高胆固醇血症由于 LDL 受体缺陷影响 LDL 的分解代谢，家族性 Apo B100 缺陷症由于 LDL 结构异常影响与 LDL 受体的结合，两者主要表现为Ⅱa 型脂蛋白异常血症等。

大多数原发性血脂异常原因不明、呈散发性，认为是由多个基因与环境因素综合作用的结果。临床上血脂异常可常与肥胖症、高血压病、冠心病、糖耐量异常或糖尿病等疾病同时发生，并伴有高胰岛素血症，这些均被认为与胰岛素抵抗有关，称为代谢综合征。血脂异常可能参与上述疾病的发病，至少是其危险因素，或与上述疾病有共同的遗传或环境发病基础。有关的环境因素包括不良的饮食习惯、体力活动不足、肥胖、年龄增加以及吸烟、酗酒等。

(2) 继发性血脂异常

第一，全身系统性疾病 。如糖尿病、甲状腺功能减退症、库欣综合征、肝肾疾病、系统性红斑狼疮、骨髓瘤等可引起继发性血脂异常。

第二，药物因素。如噻嗪类利尿剂、β 受体阻滞剂等。长期大量使用糖皮质激素可促进脂肪分解、血浆 TC 和 TG 水平升高。

6.1.2.2 中医病因病机

(1) 病因

情志因素：《格致余论·涩脉论》曰：“或因忧郁，或因厚味，或因无汗，或因补剂，气腾血沸，清化为浊。”《格致余论·大病不守禁忌论》曰：“夫胃气者，清纯冲和之气，人之所以赖以为生者也。若谋虑神劳，动作形苦，嗜欲无节，思想不遂，饮食失宜，药饵违法，皆能致伤。”《素问·举痛论》曰：“百病生于气也。”随着社会发展，生活、工作压力增大，情志致病日益广泛。人之情志调畅，则血气调和，百病不生；若忧思过度，嗜欲无穷，或惊恐过度等致气机不畅，郁而不行，气血津液运行不畅，成瘀、成痰。

不良生活习惯：肺之“吐故纳新”、“吸清呼浊”、“输精于皮毛”，心之“主血脉”，脾之“升清降浊”，肝之“疏泄”，肾之“主水”的功能皆与气血津液的代谢密切相关。劳逸得当，生活规律，则气血周行有度，脏腑功能正常，痰瘀代谢正常；若生活习惯不良，过劳过逸，则伤气、滞气，或昼夜颠倒，则气机升降出入失常，或恣情纵欲，则耗伤肾精，皆可致脏腑、阴阳、气血津液功能失调，酿生痰浊、瘀血。

先天因素：《格致余论·慈幼论》曰："儿之在胎，与母同体，得热则俱热，得寒则俱寒，病则俱病，安则俱安，浊则俱浊。"《医林改错·论痘非胎毒》曰："儿在母腹，始因一点真精凝结成胎，以后生长脏腑肢体，全赖母血而成，胞胎内血中浊气，降生后仍藏荣血之中"，是为血浊。人之生也，以父精母血相合而成，若父精和（或）母血浊而不清，则阴阳交媾之后，浊邪伏藏于胞胎，及胎儿降生，仍藏于小儿荣血之中，此先天所禀之痰瘀。

饮食因素：《灵枢·本藏》曰："中焦受气取汁，变化而赤，是谓血。"可见，血由水谷精微所化生。《素问·痹论》曰："营者，水谷之精气也。"《灵枢·邪客》曰："营气者，泌其津液，注之于脉，化以为血。"可见，血是水谷精微化生之营气，渗入脉道而生。《灵枢·阴阳清浊》曰："受谷者浊。"若饮食不节，或过食膏粱厚味，或嗜酒过度，或不慎进食败蔬馁肉，致使脾胃受伤，酿痰生热，其清纯冲和之气被污，痰湿之邪随营气入脉久而致瘀。

医药因素：《素问·五常政大论》曰："病有久新，方有大小，有毒无毒，固宜常制矣。大毒治病，十去其六；常毒治病，十去其七；小毒治病，十去其八；无毒治病，十去其九。谷肉果菜，食养尽之，无使过之，伤其正也。"药物使用得当可以用来治疗疾病，若使用不当反而会导致疾病的发生。倘若药物过期失效，或用量过大，或用期过久，或不当用而用之等，皆可伤及人体正气，致使机体气血津液失调而成痰瘀。

其他因素：此外，外感六淫邪气、秽浊之气，或大病久病等，皆可损伤人体正气，致阴阳失调，脏腑失和，气血津液失调，产生痰、瘀等病理产物。

（2）病机

1）痰生百病

痰为百病之母，痰本身是指某些疾病的病理产物或致病因素。无论是因病生痰，或是因痰致病，均与肺脾二脏关系密切。代表病理产物的痰仅指由呼吸道分泌的寒痰、热痰两大类，此为有形之痰。病因病证的痰可谓无处不到，无处不有，如痰包、痰核、痰疟、痰饮，此为无形之痰。无形之痰又称内痰，可随气而行，随气滞而凝聚，可通过经络游走于五脏六腑，产生各式各样的病症。《频湖脉学》中概括滑脉歌诀有"滑脉为阳元气衰，痰生百病食生灾"的描述。已有的中医临床和实验资料证明，高脂血症和无形的痰密切相关。无形的痰饮是指由痰饮引起的特殊症状和体征，只见其症，不见其形，看不到实质性的痰饮，因无形可征，故称无形之痰饮。其作用于人体，可表现出头晕目眩、心悸气短、恶心呕吐、神昏谵狂等，多以苔腻、脉滑为重要临床特征。无形之痰可诱发眩晕、中风，形成肿瘤，化生湿热等病证。以下详细介绍其病机变化规律。

诱发眩晕：眩晕与痰的关系显然应是因痰致眩，痰是病因，眩晕是结果。其由来多因患者素喜食肥甘厚腻，辛辣炙品，或过度饥饱劳倦，损伤脾胃阳气，致运化失司，精微不化，聚湿生痰，痰浊困阻，清阳不升，浊阴不降，导致眩晕形成。若痰浊困阻中焦，积久化热生火，痰火相搏上扰清阳所致眩晕同属痰致眩的范围，仅痰湿痰热的偏重不同。

诱发中风：中风发病虽然急骤，但其病理基础却是渐积而成的，为人体阴阳平衡失调、脏腑经络功能活动异常导致痰浊、瘀血闭阻脉络的结果。首先，脾虚不化乃生痰之源。形盛气虚之人，痰湿素盛，由于长期过食肥甘厚味，或好逸少动，食滞不消，损伤脾胃，聚湿生痰，痰浊随气血而动，无处不至，内至脏腑，外至经脉，阻碍气血运行，日久则痰瘀互结，闭阻脉络。

形成肿瘤：在《灵枢》里记载有筋瘤、肠瘤、骨疽、肉疽等不同类型的肿瘤，并认为是“邪气居于其间”，并非一般疣赘。明·李中梓曰：“忧思悲患，则脾胃受伤，血液渐耗，郁气生痰，痰则塞而不通，气上而不下，妨碍道路，饮食难进，噎嗝所由成也。”高秉钧的《疡科心得集》中曾谓“癌瘤者，非阴阳正气所结肿，乃五脏瘀血浊气痰滞而成”，指出痰浊凝结为癌瘤形成的重要病理因素。《外科正宗·瘿瘤论》则指出瘤的病因病理：“又一种粉瘤……全是痰气凝结而成”，说明外邪、饮食、情志、劳伤等致均可致脏腑功能失调，脾不健运，难运水津，聚湿生痰，肺不散布，停痰留饮，而阻于脏腑经络中的痰，进一步又可影响气机的升降，导致气塞不通，血壅不流，痰浊凝结，日久成块。元·朱震亨对于痰与癌瘤的关系作了精辟的总结，其在《丹溪心法》中云“人上中下有块者，多属痰”；《局方发挥》中说“自气成积，自积成痰，痰挟瘀血，遂成窠囊”，均认为痰是引起肿瘤发生、发展的重要因素。

化生湿热：湿热发病多因素日不慎于摄生，恣食肥甘生冷或劳倦饥饿，造成太阴内伤，脾失健运，不能运化水液，导致湿邪内停，或与内热相合为病；或逢民夏复感湿热之邪与内湿相合为病。薛生有言：“太阴内伤，湿饮停聚，客邪再致，内外相引，故病湿热。”湿为阴邪，其性黏滞，易阻气机，热为阳邪，性喜熏蒸，湿热合邪，如油入面，难分难解，病程较长。

2）气滞血瘀

气滞而致血行受阻，或气虚而血运迟缓，或痰浊阻于脉络，或寒邪入血，血寒而凝，或邪热入血，煎熬血液等，均足以形成血瘀，甚则血液瘀结而成瘀血。所以，瘀血是血瘀的病理产物，而在瘀血形成之后，又可阻于脉络，而成为血瘀的一种原因。血瘀的内涵十分丰富，囊括了迟滞、阻滞和离经，其中迟滞、阻滞是高脂血症的主要病机。高血脂在早期或很长一段病程中均无明显血瘀症状可辨，可归为“迟滞”的范畴，往往仅表现为脉缓或弦，舌色暗红或淡暗。瘀阻于心，可见心悸、胸闷心痛、口唇指甲青紫；瘀阻于肺，可见胸痛、咳血；瘀阻胃肠，可见呕血，大便色黑如漆；瘀阻于肝，可见胁痛痞块；瘀血攻心，可致发狂；瘀阻胞宫，可见少腹疼痛、月经不调、痛经、闭经、经色呈紫色成块，或见崩漏；瘀阻肢末，可成脱骨疽；瘀阻肢体肌肤局部，可见局部肿痛青紫。血瘀反过来又可加剧气机的郁滞，从而形成气滞导致血瘀、血瘀导致气滞的恶性循环。由于血瘀与气虚、气滞、血寒、血热等病理上相互影响，所以血除有寒热之别外，常常出现血瘀兼气虚、血瘀兼气滞、血瘀兼血虚等病理改变。

3）肝脏受累

肝具有疏通、舒畅、条达以保持全身气机疏通畅达、通而不滞、散而不郁的作用。肝主的疏泄是保证机体多种生理功能正常发挥的重要条件。而机体内部气机、血液、水液运行的失调也会反过来影响肝本脏，一旦各种失调超出了肝脏的疏泄能力范围，肝脏就会因此受累而产生一系列的病理变化。具体涉及四方面：一是人体是一个不断发生着升降出入的气化作用的机体。肝的疏泄功能，对全身各脏腑组织的气机升降出入之间的平衡协调，起着重要的疏通调节作用。痰、瘀同为病理产物和致病因子，留滞于脏腑经络；易阻滞气机，从而使气机升降失常。痰瘀之邪不仅使气机失调而直接影响肝气的舒畅条达，而且有可能随着气机的升降而通过经脉游于肝本脏，致使肝脏受累。二是肝的疏泄能直接影响气机调畅。气机失调会影响血液的正常运行，使血行失度而致血瘀加重；随着瘀血的逐渐蓄积，肝本脏的疏泄功能不能正常发挥，从而致使肝脏受累。三是肝主疏泄，能调畅三焦的气机，促进上中下三焦肺、脾、肾三脏调节水液代谢的功能，即通过促进脾之运化水湿、肺之布散水津、肾之蒸化水液，以调节水液代谢。痰瘀之邪阻于经络同样首先会影响气机，进而影响水液的运行。四是血液来源于水谷精微，生化于脾而藏受于肝，肝脏具有储藏血液、防止出血和调节血量的功能。故有肝主血海之称。痰瘀之邪随气机入于血液，随全身经脉汇聚于肝，使肝脏直接受累。当肝本脏的疏泄功能受限时，肝脏即受累。

4）脾脏受损

脾为太阴湿土之脏，胃为阳明燥土之腑。脾主湿而恶湿，因湿邪伤脾，脾失健运而水湿为患者，称为“湿困脾土”，可见头重如裹、脘腹胀闷、口黏不渴等症。若脾气虚弱，健运无权而水湿停聚者，称“脾病生湿”（脾虚生湿），可见肢倦、纳呆、脘腹胀满、痰饮、泄泻、水肿等。总之，脾具有恶湿的特性，并且对于湿邪有特殊的易感性。痰湿之邪可致脾胃升降失职，而发痞满。因感受湿热之邪，或过食辛热肥甘，或嗜酒无度，酿成湿热，内蕴脾胃，或因过度思虑所致情绪郁闷，心境低落，《素问·五运行大论》曰“思则伤脾”，可导致脾失健运，内生湿热，又称中焦湿热证，脾胃湿热证。脾居中焦，为人体气机升降的枢纽，故在人体水液代谢过程中起着重要的枢纽作用。如果脾运化水湿的功能失常，必然导致水液在体内的停滞，而产生水湿、痰饮等病理产物，这样就会产生湿为脾困和脾困生湿互为因果的恶性循环。

6.1.3 高脂血症的临床表现

（1）Ⅰ型高脂蛋白血症

本病常在青少年时期，且多在10岁以内即被发现，其主要的临床表现是：① 在肘、背和臀部可见皮疹样的黄色瘤；② 肝脾大；③ 反复腹痛，常伴有急性胰腺炎发作；④ 眼底检查可发现脂血症性视网膜。

（2）Ⅱ型高脂蛋白血症

本病的主要临床表现并不典型，主要表现为：①黄色瘤可发生于眼睑部，表现为眼周围的一种黄色斑，也可发生于肌腱；②早发动脉粥样硬化；③常于40岁以前，眼角膜上即可出现典型的老年环，形如鸽子的眼睛。

（3）Ⅲ型高脂蛋白血症

本病临床上较为少见，可为家族性，临床表现为：①扁平状黄色瘤（常为橙黄色的脂质沉着），常于30～40岁时出现，发生于手掌部；②结节性疹状黄色瘤和肌腱黄色瘤；③早发动脉粥样硬化和周围血管病变；④常伴肥胖和血尿酸增高。

（4）Ⅳ型高脂蛋白血症

本病常于20岁以后发病，可为家族性，但更多属于后天因素所引起，其临床表现为：①肌腱黄色瘤，皮下结节状黄色瘤，皮疹状黄色瘤及眼睑黄斑瘤；②视网膜脂血症；③进展迅速的粥样硬化；④可伴胰腺炎、血尿酸增高和糖耐量异常，但非家族性的临床表现可不典型。

（5）Ⅴ型高脂蛋白血症

本病的临床表现常变化多端，患者常于20岁以前发病，可见肝脾大，腹痛伴胰腺炎发作，饮食脂肪和糖耐受不良，常具有异常糖耐量和高尿酸血症。

6.1.4 高脂血症的临床诊断

6.1.4.1 西医诊断

正常人血中胆固醇浓度应该低于5.20mmol/L（200mg/dl），三酰甘油应低于1.70mmol/L（150mg/dl）。举例来说，如果血中胆固醇浓度为220mg/dl，三酰甘油浓度为120mg/dl，则称为高胆固醇血症；血中胆固醇浓度为190mg/dl，甘油三酯浓度为320mg/dl，则称为高甘油三酯血症；血中胆固醇浓度为230mg/dl，甘油三酯浓度为280mg/dl，则称为混合型高脂血症。

6.1.4.2 中医诊断

根据高脂血症的常见临床表现，结合中医四诊，可以将其分为五个证型：

①湿热中阻证；②痰浊阻滞证；③痰瘀互结证；④肝经湿热证；⑤肝肾阴虚证。

6.2 药茶技术在高脂血症中的临床应用

随着人们生活水平的提高，高脂血症的发病率呈明显的上升趋势，且发病年龄有所提前。纵观近年的研究状况，中药在治疗高脂血症、防止心脑血管疾病发生等方面发挥着独特的优势，降脂类中药方剂以祛痰化瘀为主要目的，其疗效肯定、持续、不良反应小。以下简单介绍了降脂类药茶的几种证型和相应的药茶技术。

6.2.1 技术一

主症 口干欲饮，尿少，头昏，胸闷，舌苔黄腻，脉滑数。

治则 清热利湿，宽胸消胀。

茶方 连朴茶。

用药 黄连10g、厚朴12g、车前子10g。

制法及服法 将以上三味药纳入茶杯，再加入沸水，盖严杯盖，约20分钟后代茶服用，日服一剂。

注意事项 此药茶燥性较强，对于津液亏虚，阴虚火旺者忌服。

按语 ①厚朴的现代药理研究。厚朴的抗肿瘤作用。厚朴酚与和厚朴酚均能够抑制肿瘤促进剂（TPA）诱导的EB病毒早期抗原的活化；厚朴酚对体内二期致癌试验引起的小鼠皮肤肿瘤有明显的抑制作用。厚朴酚可抑制人前髓细胞白血病（HL-60）和Jurkat T白血病细胞的增殖，而对正常血细胞的毒性却较低，提示厚朴酚是一种潜在的治疗白血病的有效药物。厚朴酚（10～40μmol/L）可抑制人肺鳞状癌CH27细胞的增殖，80～100μmol/L时可诱导其死亡。厚朴酚（3～10μmol/L）能抑制人癌细胞（COLO-205和Hep-G2）的增殖，100μmol/L时可使COLO-205和Hep-G2细胞出现凋亡。厚朴酚与和厚朴酚100pmol/L可抑制人纤维肉瘤（HT-1080）分泌的基质金属蛋白酶-9的活性。和厚朴酚对血管肉瘤和变形内皮细胞株（SVR）都有较高的抑制作用。厚朴的抑制血小板聚集作用。厚朴酚与和厚朴酚能明显抑制胶原、花生四烯酸所诱导的家兔富血小板血浆的聚集，并抑制 ATP 释放。其抑制作用与抑制血栓烷素 A2（TXA2）的合成及细胞内的 Ca^{2+} 流动有关。厚朴的抗血栓及抗凝作用。朱白平等对厚朴、桑白皮的抗血栓及抗凝作用的研究发现，在血栓形成时间方面，厚朴能够明显延长大鼠体内血栓形成时间（$P<0.05$）。②车前子的现代药理学研究。王素敏等通过 12 周造模后对 24 只大鼠结果分析得出结论，15g/kg 剂量车前子可明显降低高脂血症大鼠血脂，增加机体抗氧化能力。

6.2.2 技术二

主症 形体肥胖，头昏头胀，胸脘满闷，恶心呕吐或腹胀便溏，肢体麻木沉重，舌苔白腻，脉弦滑。

治则 行滞涤痰。

茶方 瓜蒌枳壳茶。

用药 全瓜蒌 15g、枳壳 15g、茯苓 15g。

制法及服法 将全瓜蒌切碎，将其他诸药纳入茶杯，再加入沸水，盖严杯盖，约 20 分钟后即可服用，代茶服用，日服一剂。

注意事项 此药茶燥性较强，对于津液亏虚，阴虚火旺者忌服。

按语 瓜蒌的现代药理学研究。瓜蒌具有抗肿瘤作用。体外实验表明，瓜蒌煎剂及瓜蒌皮和瓜蒌仁的提取物对小鼠腹水癌细胞有杀灭作用。瓜蒌皮的体外抗癌效果比瓜蒌仁好，且以 60% 乙醇提取物作用最强。从瓜蒌皮的醚浸出液中得到的类白色非晶体性粉末亦有体外抗癌作用，而子壳和脂肪油均无效。动物实验表明，瓜蒌对肉瘤有一定的抑制作用。瓜蒌具有抗血小板聚集作用。体外实验表明，瓜蒌注射剂能显著抑制 ADP 和花生四烯酸诱导的血小板聚集和 TXA2 的合成，其作用强度与剂量有关。瓜蒌注射剂腹腔注射，亦能显著降低因冠状动脉结扎 1 小时，再灌 23 小时后血小板最大聚集集率和血小板最大聚集速率。瓜蒌的有效成分瓜蒌酸对胶原、二磷酸腺苷和肾上腺素诱导的血小板聚集有浓度依存性抑制作用。瓜蒌抑制血小板聚集可能与抑制血小板环氧合酶活性及减少 TXA2 的形成有关。

6.2.3 技术三

主治 胸闷憋气或胸痛引背，痛有定处，苔薄、舌质暗或紫暗，有瘀点或瘀斑。

治则 宽胸化痰，行气祛瘀。

茶方 丹参川芎茶。

用药 瓜蒌10g、丹参10g、川芎10g。

制法及服法 先将瓜蒌切碎，再将其余诸药纳入茶杯，再加入沸水，盖严杯盖，约20分钟后，代茶服用，日服一剂。

注意事项 此药茶对于有出血倾向的患者忌服。

按语 ①丹参的现代药理学研究。丹参具有抗血栓作用。丹参酮Ⅱ、磺酸钠、丹参素能抑制小鼠、大鼠的体外血栓形成。丹参抗血栓形成与其抗凝血及抑制血小板聚集等作用有关。丹参注射液可抑制ADP诱导的血小板聚集，使血小板黏性降低，通过抑制磷酸二酯酶的活力，增加血小板中cAMP，从而抑制血小板的聚集。丹参素能抗血小板聚集，减少血小板，抑制血小板TXA2的合成。此外，丹参素对凝血功能有抑制作用，还能促进纤维蛋白降解。丹参具有改善微循环的作用。丹参注射液有短期增快麻醉犬微循环血流的作用，并可使家兔外周血管血流加速，毛细血管网开放数目增加。局部滴注去甲肾上腺素造成小鼠肠系膜微循环障碍，应用丹参素后能扩张收缩状态的肠系膜微动脉，加快血流流速，可消除肠系膜的血液瘀滞，促进侧支循环的建立。②川芎的现代药理研究。川芎有抑制血小板聚集、抗血栓形成的作用。川芎能抗体外血栓形成，使血栓长度缩短、血栓干湿重量减轻。川芎嗪能降低冠心病病人扩大性血小板数量，使血小板聚集数量减少。川芎所含的阿魏酸也有明显的抗血小板聚集作用，静脉注射后能抑制ADP和胶原诱发的血小板聚集。川芎抗血栓形成主要与其抗血小板聚集作用有关。川芎具有抗肿瘤的作用。川芎可以降低肿瘤细胞的表面活性，使其不易黏附成团而易于在血流中单个杀灭。其溶血栓作用可改变癌症病人血流循环的“高凝状态”，使癌细胞在血流中不易黏着停留、着床，也易于被杀灭。川芎还能改善微循环，增加放射损伤部位血氧供应，抑制胶原合成，减轻放射性病理变化，有利于化疗药物到达病灶，杀灭癌细胞。

6.2.4 技术四

主症 形体壮实，面红目赤，心烦易怒，素嗜烟酒与肥甘，口干，尿黄，大便偏干，舌质红苔黄腻，脉弦或弦滑。

治则 清肝利湿。

茶方 茵陈车前茶。

用药 茵陈10g、车前子15g。

制法及服法 将以上两味药纳入茶杯，再加入沸水，盖严杯盖，约20分钟后代茶服用，日服一剂。

注意事项 脾胃虚寒、便溏者忌服，服药期间禁食油腻之品。服此药茶应中病即止，不宜久服。

6.2.5 技术五

主症 体倦乏力，腰膝酸软，头昏耳鸣或遗精盗汗，心烦，少寐，舌红少苔，脉细数。

治则 滋补肝肾。

茶方 熟地五味茶。

用药 熟地20g、怀牛膝12g、五味子10g、知母10g。

制法及服法 将熟地切碎，将以上3味药纳入茶杯，再加入沸水，盖严杯盖，约20分钟后代茶服用，日服一剂。

注意事项 邪盛正虚患者忌服。

按语 ①熟地黄的现代药理学研究。熟地黄能显著抑制肝脏出血性坏死灶及单纯性坏死。对高脂食物引起的高脂血症、脂肪肝及大鼠内毒素引起的肝静脉出血症，均有抑制血栓形成的作用。认为对纤溶酶原的激活作用，是抗血栓形成的作用机制。②怀牛膝的现代药理学研究。李学林等通过血液流变学和抗凝血实验，发现怀牛膝具有降低大鼠全血黏度、血细胞比容及红细胞聚积指数的作用，并能延长大鼠凝血酶原时间和血浆复钙时间，而川牛膝仅表现出延长血浆复钙时间的作用。李学林等采用现代血液流变学22项指标，比较观察了34种活血化瘀药的作用，其中怀牛膝具有显著降低血栓长度、湿重、干重的作用；有降低血小板聚积性、改善红细胞变形能力、降低纤维蛋白原水平的作用、对全血黏度、血浆黏度无显著改变。③五味子的现代药理学研究。五味子对黄曲霉素B1诱发大鼠肝癌前病变，γ-谷氨酰转肽酶阳性肝细胞增长灶有较明显抑制作用。五味子素对白血病和KB细胞有明显的细胞毒作用。王氏等采用评价细胞遗传学损伤的标准试验，小鼠骨髓PCE微核试验检测了五味子多糖的抗突变作用。同时证明了五味子粗多糖能抑制S180肿瘤的增长，且抗肿瘤作用与剂量有一定的相关性。

7 过敏性紫癜

7.1 过敏性紫癜的概述

7.1.1 过敏性紫癜的概念

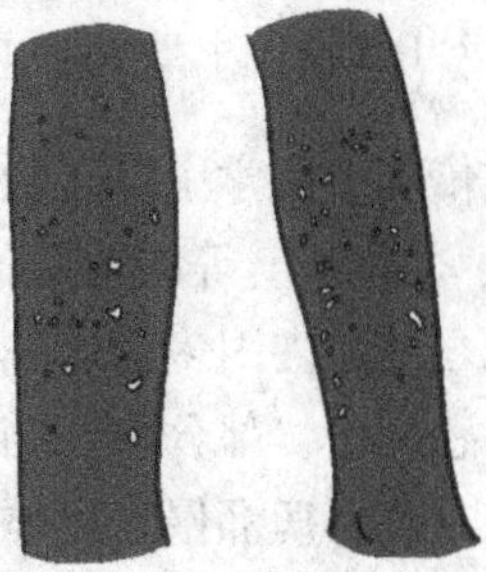

过敏性紫癜（AP）是一种由免疫复合物（IC）介导的系统性小血管炎，它是由多病因引起的全身多个器官以小血管炎症为主要病变的系统性血管炎；可以造成血管壁的通透性增加，致使血液渗入皮肤或黏膜，临床表现为皮肤青紫（瘀点、瘀斑）、腹痛、关节痛，严重者可累及皮肤、胃肠道、关节、肾脏等多个系统，本病多发于儿童和青少年，男多于女，春季发病率较高。

本病属祖国医学“血证”范畴，古代文献虽无“紫癜”一词，但所载“肌衄”、“发斑”、“葡萄疫”、“斑毒”等与本病有相似之处。

7.1.2 过敏性紫癜的病因病理

7.1.2.1 西医病因病理

该病确切病因仍不十分清楚，许多报道指出，该病与细菌、病毒感染有关，感染与 HSP 的发病关系密切，在 HSP 的发病原因中居首。此外如食物、药物、寄生虫、蚊虫叮咬等均可成为致敏源，使机体内发生自身免疫性反应，以致毛细血管发生炎性改变。

滥用药物尤其是抗生素类药物也是导致此病发生的重要因素。国内外对于滥用药物而引起过敏性紫癜的报道数不尽数。

此外，遗传因素和其他疾病诱导也会引起过敏性紫癜的发生，但具体发生机制仍不清楚，是否存在因果关系仍需进一步论证。

HSP 的发病机制相当复杂，但免疫系统的异常是主要原因，其中多种免疫细胞活化及众多细胞因子参与。①致敏蛋白质及其他大分子变应原作为抗原，刺激人体产生抗体（主要为 IgG），后者与抗原结合成抗原抗体复合物，沉积于血管内膜，激活补体导致中性粒细胞游走、趋化及一系列炎性介质的释放引起血管炎性反应，此种炎症反应除见于皮肤黏膜小动脉及毛细血管外，尚可累及肠道、肾脏及关节腔等部位小血管。②小分子变应原作半抗原，与人体内某些蛋白质结合构成抗原，刺激机体产生抗体，此类抗体吸附于血管及周围的肥大细胞。当上述半抗原再度进入人体内时即与肥大细胞上的抗体产生免疫反应、致肥大细胞释放一系列炎性介质，引起全身毛细血管及微小动脉炎症反应，肾脏病变尤为明显。

另外，研究发现，HSP 急性期存在明显的免疫失衡，调节性 T 细胞（Tr）数量减少，辅助性 T 细胞 2（Th 2）比例增高。由此可认为 HSP 发病机制并不单一，凝血活性增高和免疫机制失衡是其发病原因之一。

7.1.2.2 中医病因病机

传统中医学中，过敏性紫癜（HSP）属“血证”、“紫斑”、“肌衄”、“尿血”、“水肿”等的范畴。本病外因多为外感风热、毒邪，或进食鱼、虾等腥发动风之品；内因多为湿热内生，血分伏热，或禀赋不足等。多数患儿发病前有呼吸道感染史，部分患儿与食物或药物过敏、昆虫叮咬、疫苗接种及接触某些化学物质有关。病邪侵入机体，损伤脉络，离经之血外溢肌肤黏膜而成。其病因以感受外邪、饮食失节、气血瘀滞、久病气虚为主。其中，感受外邪，尤其是感受风热毒邪为最常见的病因。张从正认为：“天之六气，风湿暑燥火寒；地之六气，雾露雨雹冰泥；人之六味，酸苦甘辛咸淡。故天邪发病多在乎上，地邪发病多在乎下，人邪发病多在乎中。”虽此言杂病之因，但适于紫癜论治。从“天之六气”来说，小儿易感风热、风寒之邪，加之小儿体属纯阳，感邪易从阳化火、化热，热盛易迫血离经发为紫癜。

其次，热毒迫血妄行也是很重要原因之一。《景岳全书》中述：血本阴精，不宜动也，而动则为病，盖动者多由火，火盛则逼血妄行。如外邪不解，内窜入里，日久郁热化火，热毒内炽，邪火内实，灼伤脉络，则迫血妄行。脾为气血生化之源。小儿脾常不足，胃肠脆弱，兼有调护不当，使饮食不节，脾胃之气受损，气血生化不足，气虚不能生血、行血和摄血，则血液不循常道而溢于脉络之外。因此气血虚也是本病发生的重要原因。另外，病程迁延，病情反复，气血耗损日久，亦致脾胃之气受损，摄血不足。

另外，“瘀”是过敏性紫癜的主要病机变化。包括体内的离经之血，又包括阻滞于经脉及脏腑的运行不畅的血液。它既是病理产物，又是致病因素。《血证论》云：“凡事物有根者逢时必发，失血何根，瘀血即成根也，故反复发者，其中多伏瘀血。”故体内瘀血的存在成为出血的宿根。瘀血贯穿于紫癜发展的全过程。瘀血阻胃络则有胃脘部刺痛拒按、呕血、舌有斑点、脉弦涩等证候，皆因“瘀血阻络”、“不通则痛”所致。

7.1.3 过敏性紫癜的临床表现

7.1.3.1 常见临床表现

过敏性紫癜患者通常有典型皮肤紫癜病史（高出皮面出血性皮疹，压之不褪色，主要对称分布于下肢及臀部），皮肤划痕征阳性，伴或不伴胃肠道、关节症状，部分患者起病前可有过敏原接触史。肾脏受累表现为血尿、蛋白尿，伴或不伴水肿、高血压和肾功能损害。但少数患者起病时无皮肤紫癜，也无胃肠道和关节症状，仅有肾脏损害。其症状可出现于过敏性紫癜的整个病程，但多数发生于紫癜出现后2~4周。

7.1.3.2 分型

按照临床表现将过敏性紫癜进行分型，其主要临床表现如下。

(1) 单纯型

表现为典型的皮肤紫癜，呈现对称性分布，下肢多见，紫癜大小不等，分批出现，颜色深浅不一，部分伴有荨麻疹、多形性红斑及血管神经性水肿。

(2) 腹型

主要临床表现为阵发性剧烈腹痛，恶心、呕吐，部分伴有腹泻、黑便；腹痛多为阵发性绞痛，腹痛部位可涉及全腹，但主要为脐周、下腹部。由于腹痛症状较为明显，少数初诊时发生误诊，均误诊为外科急腹症。

(3) 关节型

以膝、踝、肘、腕等大关节出现肿痛、活动受限症状为特征，受损关节活动障碍，同时伴有小腿腓肠肌疼痛。

(4) 肾型

主要临床表现为血尿、蛋白尿、水肿和高血压症状，一般在发病1个月内出现肾脏损害症状，1天内蛋白尿测定明显高于正常。

7.1.4 过敏性紫癜的临床诊断

7.1.4.1 西医诊断

(1) 一般诊断

1990~1994年美国风湿协会（ACR）制定了HSP的四条诊断标准。一是具有明显的紫癜疹，即皮肤表面轻微突起的、可触及的出血性皮疹，与血小板减少等出血性疾病无关。二是发病年龄小于（含）20岁。三是腹部弥漫性疼痛，进食后加重，或者诊断为肠道出血症，通常表现为血便。四是活检显示血管壁的组织学病理变化为动脉或静脉壁上中性粒细胞浸润。满足以上标准两条或者两条以上即可诊断为HSP。2006年，欧洲风湿联合会（EULAR）和欧洲儿科风湿学会（PRES）对HSP的诊断标准进一步细化，解除了发病年龄作为诊断标准的限制，强调了组织病理活检的特点是以IgA为主的沉积物，确定主要的诊断标准为明显的紫癜疹，可伴有以下一个或多个次要指征：弥漫性腹痛；皮肤等组织活检显示以IgA为主的沉积物；任何关节出现的急性关节炎或关节痛症状；肾脏受损（血尿或蛋白尿）。目前，根据患者的临床表现特点，将HSP分为以下五种类型。

皮肤型：亦称为单纯紫癜型，临床表现为双下肢、臀部、耳后、阴茎、会阴等部位对称性出现紫红色瘀点、瘀斑样皮疹，大小不等，可融合成片，或略高于皮面，多数无痛、痒感，皮疹可在数日内消退，然后又分批反复出现，部分严重患者皮疹融合成血疱，中间呈出血坏死灶，或合并感染出现脓性分泌物。部分患儿在身体不同部位同时出现神经血管性水肿现象，依次为双下肢、头皮、口周、眼周、背部等，重者因水肿部位疼痛而不愿活动，不能行走，影响日常生活。少数病例出现睾丸、附睾肿痛，临床表现为急性阴囊表面潮红、肿胀、疼痛，睾丸或附睾大和触痛，可伴有阴囊表面、阴茎皮肤瘀点、瘀斑，阴囊局部皮温升高。B超检查显示睾丸、附睾增大，血流丰富，内回声分布欠均匀，部分显示有液性暗区，部分B超诊断为睾丸炎或附睾炎。此类患者易被漏诊、误诊。HSP皮肤组织病理特点：真皮浅层主要为真皮乳头的小血管受到侵犯，表现为白细胞碎裂性血管炎，小血管壁纤维素性坏死，中性粒细胞在小动脉尤其是毛细血管后静脉管壁内或管壁周围显著浸润，伴多形核白细胞产生的核碎片，以及红细胞溢出毛细血管和小动脉变态反应性炎症，血管壁可有灶性坏死及血小板血栓形成。

关节型：临床上除皮疹外，部分患者出现关节肿痛，疼痛可固定，亦可呈游走性，局部可有压痛、红肿，多见于膝、踝、髂大关节，少数见于肘、腕、指等关节。患儿可因关节肿痛不愿站立或行走，X线检查多无异常，严重者B超关节检查可发现关节腔积液，为非化脓性改变。关节肿痛可反复发作，多在数月内好转，不遗留后遗症。

腹型：此类型较多见，易被误诊为急腹症或肠炎。主要表现为弥漫性腹痛，位于脐区或腹下区，呈阵发性绞痛或持续性钝痛，可并恶心、呕吐、腹泻或便秘等消化道症状。体格检查特点：症状与体征分离，即患儿临床表现疼痛剧烈，但体格检查腹部柔软，压痛可有或无，触及包块者应高度警惕肠套叠的发生。肠道的病理表现为黏膜出血和水肿，重者可出现肠黏膜坏死和溃疡；电子胃镜检查见黏膜表现为充血、水肿、出血、糜烂、溃疡，特异性改变为散在的斑片状略高出黏膜表面的大小不一出血斑点，部分融合成片，多呈圆形，以十二指肠尤以降部改变为著。腹部X线检查多数正常，B超检查可发现肠管呈节段性改变，或有腹水。严重的腹型紫癜可出现肠出血、肠穿孔等严重并发症，甚至出现胆囊炎、胰腺炎等。

肾型：又称紫癜性肾炎（HSPN），较常见。HSPN的发生率因诊断标准的不同各地报道不一，为12%~100%。于紫癜出现1~8周发生，少数可在诊断6个月后发生，个别可在诊断前发生。临床表现为血尿、蛋白尿，甚至管型尿。程度较轻者仅出现血尿，较重者出现大量尿蛋白，病程呈肾病综合征（NS）和慢性肾炎过程，出现水肿、少尿、高血压、管型尿等改变。大部分HSPN是可逆的，1%~2%出现不可逆改变，发生尿毒症。病理特点为局灶性节段性肾小球增生。轻者光镜下可无改变或仅有微小病变，重者可见肾小球坏死伴新月体形成，晚期可见局灶性肾小球硬化，免疫电镜显示以IgA为主的免疫复合物是系膜和血管内皮下的主要沉积物。目前国内制定的HSPN诊断标准：HSP病程中（6个月内）出现血尿和（或）蛋白尿。HSPN分为六型，1型为孤立性血尿或孤立性蛋白尿；2型为血尿和蛋白尿；3型为急性肾炎型；4型为NS型；5型为急进性肾炎型；6型为慢性肾炎型。各型可单独或合并出现。

混合型：即两种以上并存的类型。

(2) 实验室诊断

血常规检查：白细胞正常或轻度增高，中性或嗜酸粒细胞比例增多。除非患儿发生严重出血，否则一般无贫血；血小板计数正常甚至升高，出血和凝血时间正常，血块退缩试验正常，部分患儿毛细血管脆性试验阳性。

尿常规检查：可有血尿、蛋白尿、管型尿。重者可有肉眼血尿。

大便隐血试验：有消化道症状者多阳性。

血液免疫学检查：红细胞沉降率正常或增快；血清IgA和冷球蛋白含量增加，IgG、IgM正常，亦可轻度升高；C3、C4正常或升高；C1q、备解素多正常；抗核抗体及类风湿因子（RF）阴性；重症血浆黏度增高。

肾功能检查：肾功能多正常，严重患儿可有肌酐清除率降低和尿素氮、血肌酐增高。表现为肾病综合征者，有血清清蛋白降低和胆固醇增高。肾脏症状较重和迁延者可行肾穿刺，以了解病情给予相应治疗。

超声及影像学检查：腹部超声检查有利于早期诊断肠套叠；对有中枢神经系统症状者可予头颅MRI确诊。

病理学检查：HSP病理变化为广泛的白细胞碎裂性小血管炎，以毛细血管炎为主，亦可波及静脉和小动脉；血管壁可见胶原纤维肿胀和坏死，中性粒细胞浸润，周围散在核碎片；间质水肿，浆液性渗出，同时可见渗出的红细胞；内皮细胞肿胀，可有血栓形成。病变累及皮肤、肾脏、关节及胃肠道，少数累及心、肺等脏器。HSPN病理特征以肾小球系膜增生，系膜区IgA沉积及上皮细胞新月体形成为主，可见各种类型肾损害。在皮肤和肾脏，荧光显微镜下可见 IgA 为主的免疫复合物沉积。

7.1.4.2　中医诊断

根据紫癜常见临床表现，结合中医四诊，可将其分为四种证型：①毒热蕴结，迫血妄行型；②气血不足，脾肾亏虚型；③瘀血脉络，血不归经型；④阴虚火旺，血溢脉外型。

7.2　药茶技术在过敏性紫癜中的临床应用

在临床上，过敏性紫癜初起属实者多，治以祛邪为第一要务，且本病以小儿多见，小儿肌肤薄，藩篱疏，最易受风热邪毒侵袭，故以祛邪为主。治以祛风清热解毒，凉血止血。治风先治血，血行风自灭，因此，在清热凉血止血方药之中应该加入一定的祛风药。病久或复发患者以气阴两虚的虚损症状为主要表现，治疗以扶正为主，兼顾祛邪。益气养阴滋肾，扶助正气为本，这正是中医“见血休止血之意”。遣方用药要权衡扶正与祛邪、益气与滋阴的轻重。若只顾正虚，一味滋补，不仅正虚得不到纠正，而且患者因补益过度更易感受外邪，加重病情；同样，祛邪的同时要考虑到正虚的一面，否则因祛邪过度必使正气更虚而病情迁延。根据临床上的常见症状，以下简单介绍了过敏性紫癜的几种病证和相应的药茶技术。

7.2.1　技术一

主症　肌肤突然出现红色紫斑，分布稠密。痛痒不显，舌红绛，脉滑数等。

治则　清热解毒，凉血止血。

茶方　茜草地黄茶。

用药　紫草 10g、茜草 10g、水牛角 30g、生地黄 20g、白茅根 20g。

制法及服法　将紫草、茜草、白茅根、生地黄、水牛角切成碎片一起置入茶杯内，倒入刚煮沸的水，盖严杯盖，时隔 20 分钟后即可服用。徐徐饮用，可以边饮边加开水，日服一剂。

注意事项　此药茶最好等到病情被常规医疗手段有效控制后服用。

按语　①生地的现代药理研究。生地黄、熟地黄、生地炭、熟地炭的水煎剂都能明显缩短凝血时间，相互之间也无显著性差异。对九种不同的生地黄和熟地黄进行的 DIC 作用研究证明，中国产熟地黄中，一种有抗凝血酶作用，两种有激活纤溶系统的作用，能明显对抗凝血酶和内毒素诱发大白鼠 DIC 的发生，但均无血小板凝集作用。地黄既有止血作用，又有抗凝血作用，其机制有待进一步研究。100%的生地注射液给大鼠腹腔注射，每天1ml，连续6天，能使接受钴60照射所致的血小板损害减轻，回升加快。②水牛角的现代药理研究：每只小鼠灌胃水牛角煎剂2.5g。服药2小时后，测出血时间。结果表明，水牛角具有明显缩短出血时间的作用，并有降血压的作用。其缩短率为14.5%。

7.2.2 技术二

主症 邪热滞留，脾肾亏虚，精微不固，故致尿中红细胞，蛋白日久不消难退。并伴有倦怠乏力，腰膝酸软，舌淡嫩或苔少脉细弱等。

治则 健脾益肾，补气养血。

茶方 胶七茶。

用药 阿胶10g、三七15g、党参10g。

制法及服法 将阿胶、三七捣碎，与党参一起置入茶杯内，倒入刚煮沸的水，盖严杯盖，时隔30分钟后即可服用。徐徐饮用，可以边饮边加开水，日服一剂。

注意事项 此药茶最好等到病情被常规医疗手段有效控制后服用。

按语 ①阿胶的现代药理研究。口服阿胶能非常显著地促进家兔的凝血过程，使凝血时间缩短。其止血机制可能是通过提高血液中血小板含量来阻止因血小板减少引起的出血。② 三七的现代药理研究：国外研究人员分离出了三七（田七）的止血活性成分为田七氨酸（dencichine，即neurotoxin），并通过科学实验测得出血缩短时间，每只小鼠注射该成分1mg时，出血时间为5分钟；注射25mg时为1.5分钟。

7.2.3 技术三

主症 表现为肌肤红色紫斑加重，分布稠密。舌红绛，脉涩等。

治则 清热解毒，活血化瘀。

茶方 竭七茶。

用药 血竭10g、三七15g。

制法及服法 先将三七捣碎，再将血竭和三七末置入茶杯内，倒入刚煮沸的水，盖严杯盖，时隔25分钟后即可服用。可以徐徐饮用，也可以冲服，日服一剂。

注意事项 此药茶最好等到病情被常规医疗手段有效控制后服用。

按语 ①血竭的现代药理研究。血竭对血液流变性以及血小板聚集功能有影响，血竭可使血流通畅，防止血栓形成。能明显降低血细胞比容、加快红细胞在直流电场中的电泳速度、抑制血小板的聚集和加快血小板的电泳速度；亦可降低全血及血浆黏度，但不显著。血竭尚有显著抗血栓作用；明显缩短优球蛋白溶解时间的作用；缩短家兔血浆再钙化时间和抗肝素作用。但对凝血时间、凝血酶原时间和血液黏度无明显影响。②三七的现代药理研究。三七具有活血散瘀功效，能抗血小板聚集，抗血栓形成。三七抗血栓形成作用环节包括了抗血小板聚集、抗凝血酶和促进纤维蛋白溶解过程。

7.2.4 技术四

主症 表现为肌肤红色紫斑，舌红，少津，脉细数等。

治则 滋阴降火，凉血止血。

茶方 知母茜草茶。

用药 生地黄10g、知母20g、黄柏6g、茜草10g、白茅根15g。

制法及服法 将生地、知母、茜草、白茅根切成碎片，与黄柏一起置入茶杯内，倒入刚煮沸的水，盖严杯盖，时隔25分钟后即可服用。徐徐饮用，可以边饮边加开水，日服一剂。

注意事项 此药茶最好等到病情被常规医疗手段有效控制后服用。

按语 茜草的现代药理学研究。家兔口服适量茜草温浸液2～4小时内，或腹腔注射同种剂量之茜草液后30～60分钟，均有明显的促进血液凝固作用。表现为复钙时间、凝血酶原时间及白陶土部分凝血活酶时间缩短。茜草炭口服也能明显缩短小白鼠尾部出血的时间。茜草还能明显地纠正肝素所引起的凝血障碍。家兔口服温浸液后，在体内可部分纠正肝素所致的复钙时间及白陶土部分凝血活酶时间的延长。正常家兔血复钙时间及白陶土部分凝血活酶时间分别为110秒、45秒；单纯注入肝素60分钟后凝血时间均大于600秒；灌注茜草温浸液（100% 50ml）后90分钟，再注入肝素60分钟后凝血时间分别为180秒和64秒。为此，茜草可用于治疗因肝素或肝素样物质过多所致出血疾患。实验研究并证明茜草和鱼精蛋白。甲苯胺蓝均有抗肝素作用，而后两者有纠正丹参的抗凝作用。鱼精蛋白、甲苯胺蓝及茜草对丹参抗凝拮抗的作用结果：正常对照凝血酶凝固时间为9.5秒，12.5%丹参化血浆缩短50.8秒，1% 鱼精蛋白缩短34.8秒，而茜草则延长了1.2秒。提示茜草的促凝作用有其特殊性。